한방 임상 이야기
(雜病韓治)

제 2 권

양주노 지음

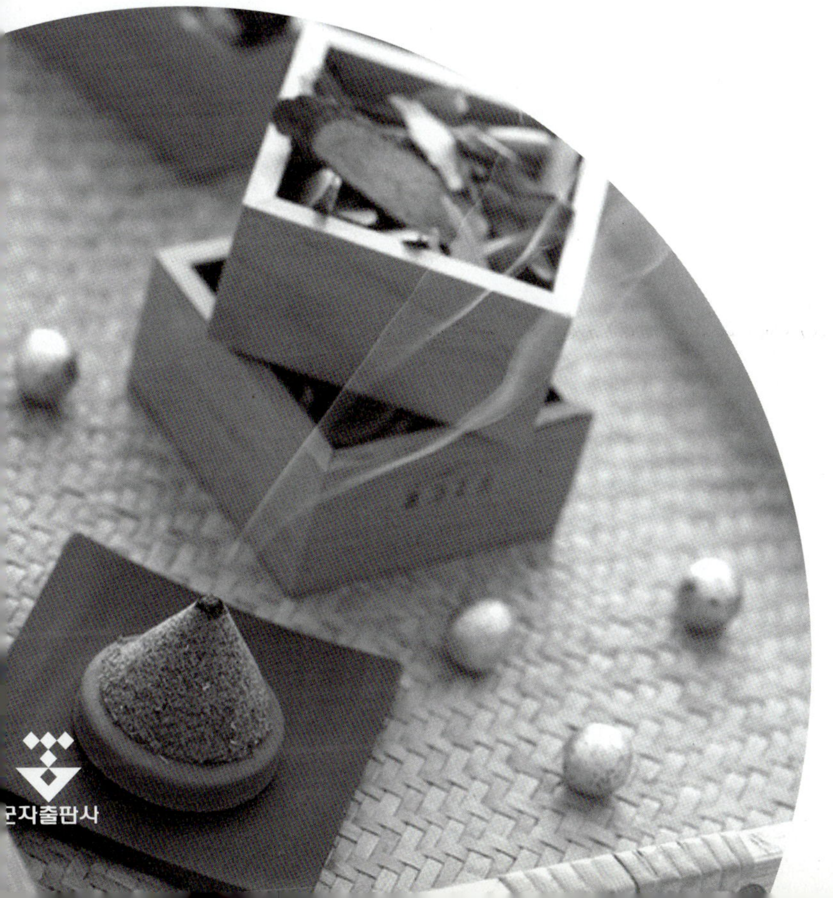

자출판사

한방 임상 이야기 (雜病韓治)

제2권

양주노 지음

한방 임상 이야기 제2권

첫째판 인쇄 2013년 07월 1일
첫째판 발행 2013년 07월 15일

지 은 이 양주노
발 행 인 장주연
출 판 기 획 장희성
편집디자인 정미영
표지디자인 김민경
발 행 처 군자출판사
등록 제4-139호(1991.6.24)
본사 (110-717) 서울시 종로구 인의동 112-1 동원회관 BD 6층
Tel. (02)762-9194/9197 Fax. (02)764-0209
홈페이지 http://www.koonja.co.kr

ISBN 978-89-6278-768-9
정가 28,000원

추천사

양주노 박사가 그의 치열했던 임상현장에서의 경험을 세상에 내어 놓은지 4년이 지났고, 이제 그 후속편이 나온다. 잡병(雜病)이라는 제목을 달고 있지만, 그대로가 대부분 난치병들이다.

한국 한의계의 풀뿌리가 말라 비틀어져가고 있는 요즈음, 마당 한 쪽켠에 생존력이 강한 잡초 하나가 그 푸르른 생명력의 빛을 발하고 있는 듯하다.

미래는 스스로 개척해나가는 것이다.

그러한 점에서 저자는 임상현장의 한의사로서 충실하게 자신의 길을 만들어가고 있으며, 그간 그가 거둔 성과는 한의학의 위력과 가능성을 제시하고 있다. 동시에 그는 양방과의 협력관계도 정확하게 잘 지켜가고 있다. 한의계를 포함하는 한국 의료계가 가야할 길을 보여주고 있는 것이다.

이제 그가 펼쳐놓은 책장에서 다양한 난치성 질환들이 한의학에 의해 어떻게 극복되고 있는가를 같이 분석해보아야 한다. 그리고 우리 한의계가 나아가야할 방향을 함께 이야기하는 기회가 되었으면 한다.

그간에 저자가 기울였던 노력과 성취에 격려와 찬사를 보낸다.

2012년 12월

한국한의학연구원장 최승훈

中醫師李政育序

當一位醫師, 要由「醫匠」進入「醫家」, 再進一步進入「儒醫」, 再進一步進入「大醫」(按:非「太醫」), 進入「大醫」之後, 仍能保持「精明」「精誠」, 這個境界的「大醫」就可以在醫學史上留名了.

要由「醫匠 」到「大醫」的過程, 必須不斷的研讀各種書籍與學術, 醫術, 像金字塔一般的廣且高, 才能博大精深° 這些學問包括心, 身, 靈, 或政治, 經濟, 宗教, 文化, 藝術, 民俗, 或飲食, 養生, …., 當這些學問, 心裡涵養, 世界觀, 文化觀, 充分融匯貫通了之後, 就形成「雜家」, 但此「雜」係博而純, 這也就是孫思邈在「千金藥方」一書「大醫習業」所述之意.

自從與梁博士珠勞教授相從遊於傳統醫學以來, 珠勞賢隸已經在大韓民國對難治病´危急重症的治療, 可稱已達執牛耳之境界, 但珠勞賢隸一直日日新進於「大醫」之途邁進不輟, 這一精神讓我異常的佩服.

日前珠勞賢隸電話告知將出版第二本醫書, 心中大為歡喜之餘, 也期望有一天能盼到珠勞賢隸能成為「雜家」的「大醫」. 對任何問題, 皆可如烹小鮮一般的游刃有餘, 由地區性的醫家, 擴展胸懷到世界性的「運氣」醫學的醫家, 由全世界大環境醫學的角度, 可預推年年流行疾病的發生, 並充分掌握病情變化與治療的「雜家」「大醫」.

謹以上數語與珠勞賢隸共勉為序.

中醫師 李政育 敬上

자서

한방임상이야기(雜病韓治)라는 졸저(拙著)를 출간한지 이미 4년이 지났다. 당시에는 최선을 다했지만 출간 후에 다시 보니 조잡한 내용에 얼굴을 들 수가 없었다. 그래서 2권은 좀 더 충실한 내용을 담고자 심혈을 기울였다.

한의학이라는 전통적인 학문을 공부하고 임상에 적용하고 유효한 결과를 낸다는 것은 단시간에 될 수 있는 일은 아니다. 학교에서 기본적인 내용을 공부하고 임상현장에 투입되면, 교과서에 나오는 그대로의 환자가 오는 것은 아니기 때문에, 그때부터 혼란과 고난은 시작된다. 기억이 가물거리지만 첫 번째 환자를 진료했을 때의 그 혼란은 매우 생생하다. 어떤이는 "진료에 필요한 것들을 학교에서 가르치지 않는다"고 말하기도 하지만 기본이 있어야 참고할 서적도 찾을 수 있고 임상도 할 수 있다. 그 후 임상을 통해 나오는 결과는 다시 기초로 흡수된다. 이 책은 임상에서 만나게 되는 그런 특별한 환자 하나하나를 관찰하고 전통적인 한의학적인 방법으로 치료한 기록이다.

현재 한의학계 및 세계적인 논문발표의 정황을 보면 이전과 크게 달라진 점은 없으나 침구학에 대한 논문들이 많이 등장하고 있어 매우 고무적이다. 그러나 주의해서 살펴보면 눈에 띄는 것이 있는데, 일본에서 나오는 한방관련논문들의 수준이 높아지고 있음을 알 수 있다. 물론 이전에도 일본 논문들은 깔끔했다. 비록 일본한방의학계에서 보험엑기스를 사용하게 되면서(정확한 시점은 모르겠다) 중증질환에 대한 특수한 증례나 특수발견이 나오고 있지는 않으나 그 응용과 효과 판정에 있어 보다 객관적인 방법으로 분석하여 한국, 중국에서 발표되는 논문들보다 한층 높은(보다 정확하게는 군더더기 없는) 수준의 학문역량을 보이고 있음을 알 수 있다. 눈을 되돌리면 한국의 상황과 비교된다. 한국에서는 비록 탕약(湯藥)을 위주로 처방되고 있으나 그들보다 좋은 논문들이 나오고 있다고는 말하기 어렵다. 일본의 경우 대학병원에서 한방엑기스를 사용하여 특수한 분야에 사용하고 그에 따라 서양의학이 속수무책인 방면에서 논문이 나오고 있다. 물론 약물사용과 통계분석은 실질적인 임상에서는 그렇지 않을 수도 있지만(설문지형식 및 점수제로 효과를 판정하는 것은 조금 문제가 있다) 솔직히 시샘이 나는 것은 부인할 수 없다. 현재 한국 한의학계의 상황을 비관적으로 보는 사람들이 많지만 이 상황은 한의사간에, 한의학과 서양의학 간에 치열한 경쟁이 이뤄지고 있다고 보는 견해가 더 정확하다고 할 수 있다. 분명 앞으로 어느 정도는 힘든 시기가 있을 것이고 예상보다 더 힘들 수도 있다. 하지만 천천히 조용히 버티면서 절차탁마(切磋琢磨), 와신상담(臥薪嘗膽)한다면 머지않은 미래에는 대단한 위력을 발휘하게 될 것이다. 현재 전세계에서 필요로 하는 학술발표는 이런 치열한 과정 중에 나오는, 즉 한국의 세련되고 독창적인 눈문들을 원하고 있다.

안팎으로 복잡한 현실에 묻혀 있지만 임상 한의사로 살아가는 것은 참으로 신나는 일이다(나에게는 그렇다). 모든 종류의 환자들을 만나면서 각 질환에 대해 알아가고 한의학 외의 관점도 흡수하면서 천천히 새로운 학문을 만들 수 있는 기회가 있으니 현재 한국의 한의사들이 얼마나 좋은 시점에 있는지를 자신들은 모르지만 진정으로 감사해야 한다.

지금도 임상현장에서 분투하고 있는 한국의 한의사들에게 이 책을 바친다. 여러 번 교정을 했음에도 오자(誤字)가 있을 수 있지만 내용은 진실하며 한의학 동도(同徒)들에게 미약한 도움이라도 된다면 나는 대만족이다.

사랑하는 가족들 그리고 군자출판사의 장주연대표이사님 및 편집부에 감사드린다. 아울러 바쁜 진료 중에도 교정과 교열을 성심을 다해 도와준 친구 박원 원장의 노고에 감사를 표한다.

마지막으로 소중한 증례를 필자에게 주신 환자분들께 감사의 말씀을 드린다.

溫故創新, 突破極端

2013년 4월 16일

양주노

목차

추천사 v
中醫師李政育序 vi
자서 viii

CHAPTER 1 신경질환

01 감맥대조탕(甘麥大棗湯)으로 호전된 불면증 2
02 신양허(腎陽虛)의 우울증 5
03 불안장애의 극심한 피로 8
04 손발저림과 전신의 저림 11
05 일상생활 중 발생하는 원인불명의 진전 14
06 목졸림 후 발생한 공황장애(부:축농증) 17
07 소변을 참을 수 없는(尿意急迫) 여고생 23
08 유아의 극심한 변비(3대째의 변비) 25
09 중학생의 야제증(夜啼症) 29
10 틱(Tic)증후군 32
11 소아의 상반신 다한증 36
12 교통사고 후의 두통, 어지럼증 38

13 금연 후의 금단증상 41
14 눈을 돌리면 발생하는 극심한 두통, 현훈, 이명 44
15 턱관절통과 혼동되는 삼차신경통 47
16 성인 여성의 구안와사 50
17 약 6개월의 치료 후 개선된 경추 추간판탈출증 53
18 사고 후의 왼쪽 시력이상 56
19 어지럼증과 말이 느려짐 59
20 밀러피셔증후군(Miller-Fisher syndrome) 62

CHAPTER 2 피부질환

01 급성 한진(汗疹) 70
02 색소성 자반증 73
03 안면의 모낭염과 농가진 76
04 알러지성 자반증의 성인 79
05 알러지성 자반증의 성인2 82
06 임신 중 발생한 두드러기(癮疹, 蕁麻疹) 86
07 장척농포진(鵝掌風) 90
08 피티로스포룸 모낭염 96
09 한냉 두드러기의 여자 99
10 혈고형(血枯型)의 피부소양증 102
11 화폐상습진의 여학생(銅錢癬) 104
12 고질적인 화폐상습진(松皮癬) 110

CHAPTER 3 자가면역질환

01 특발성 혈소판감소성 자반증(ITP) 116
02 구강궤양, 하지 홍반의 베체병 120
03 궤양성 대장염의 학생 124
04 궤양성 대장염의 중년여성 127
05 맥관부종 후유증 132
06 초기 갑상선 기능항진증 135
07 건조증을 동반한 루프스(SLE) 139

CHAPTER 4 종양질환

01 뇌종양 항암치료 중의 조혈억제 144
02 위암 수술 후의 극심한 피로와 몸떨림(dumping syndrome) 150
03 유방암 치료 후 호르몬억제요법 시기 중 발생한 음부모낭염 153
04 자궁경부암 치료 후의 양하지 림프부종과 방사선직장염 155
05 신경섬유종증(neurofibromatosis)의 청년 161
06 조직검사도 하지 못한 시신경 종양(optic glioma) 169

CHAPTER 5 소아과질환

01 초등학생의 극심한 천식 176
02 유아기부터 시작된 묽은 변의 소아 179
03 우유가 들어있는 음식을 조금만 먹어도 몸이 부어오르는 아이 181
04 유아 음낭수종증 183

05 만 4세 소아의 음낭수종증 186
06 음낭수종(2012년 동양의학 학술대회) 189

CHAPTER 6 부인과질환
01 자궁적출 후의 극심한 피로 194
02 다낭성난포증(Polycytic Ovaries Syndrome, PCOS)의 불임 환자 197
03 중학생의 극심한 월경통 201
04 출산 후의 부종, 단백뇨 204
05 출산 후의 양하지 부종 206
06 출산 후의 자궁내 혈종 209
07 피곤하면 재발하는 질염 213

CHAPTER 7 기타 질환
01 반고리관이상으로 인한 위치성 현훈 216
02 침이 줄줄 나오는 성인 219
03 라섹수술 후의 눈시림 221
04 특발성 폐섬유증(Idiopathic pulmonary fibrosis)으로 고생하던 여사 224
05 중설(重舌, ranula, 2010 동양의학 학술대회) 227
06 급성 A형 간염 후의 극심한 소화장애 및 극도의 피로 232
07 중년의 당뇨병 235
08 골프 후 발생한 옆구리통증 238
09 팔꿈치를 만질 수도 없는 테니스엘보 241

10 관절주사로 악화된 무릎관절염 244
11 섬유근통 247
12 10개월 여 전 발생한 만성 설사 250
13 급성 숙시(宿屎) 253
14 급성 신우신염의 여자 256
15 중년 남성의 통풍 258

결어(結語) 261
찾아보기 264

CHAPTER 1

신/경/질/환

01 감맥대조탕(甘麥大棗湯)으로 호전된 불면증

50세, 여자
진료일 : 2009년 1월 9일

환자는 수 십 년 동안 식사를 조금만 많이 하거나 생소한 음식을 먹으면 복통이 발생하여 여러 내과병원, 한의원의 검진 및 치료에도 현재까지 소화에 이상이 있는 상태였다. 금일 내원한 이유는 예전부터 잠들기까지 시간이 좀 걸리곤 했지만 약 2주 전부터는 밤을 꼬박 샐 정도가 되어 신경과 약물을 1주일간 복약하였으나 개선되지 않아 한방치료를 하려고 내원하였다.

증상분석

환자의 불면증을 소화장애와 연관시켜 보고자 복진(腹診)을 하니 환자의 좌하복부 및 좌상복부에 커다란 분돈양(奔豚樣)의 딱딱한 부분이 촉진되었으며 이것은 이미 수 십 년 전부터 있는 것으로 대장내시경에서 별 문제가 없었다고 하였다. 제하동기(臍下動氣) 또한 현저하였으며 가끔 한숨을 내쉬곤 하였다. 체중은 장기간의 흡수불량으로 인해 40kg정도를 유지하고 있었으며 배변은 1일 1회 정도로 문제가 없었다.

이에 부인장조(婦人臟躁)의 감맥대조탕가미방(甘麥大棗湯加味方)[1]을 처방하고, 침구치료는 환자가 거부하여 생략하였다.

1 金櫃要略, 婦人雜病第22의 3條, 婦人臟躁, 喜悲傷欲哭, 象如神靈所作, 數欠伸, 甘麥大棗湯主之. 甘草 9g, 浮小麥 18g, 大棗5個(약 15g): 鎭痙의 厚朴 9g, 活血通絡의 玄胡索 9g을 가미했다.

치료경과

2009년 1월 19일 : 복약 후 야간에 3~4시간 정도 잠을 잘 수 있게 되어 동일한 약물을 처방하였다.

후기 및 고찰

그 후 환자는 숙면을 하게 되었으나 수면시간은 6시간을 넘지 못하고 있다.

불면은 양상에 따라 입면장애형, 수면의 심도장애, 기상시간 이상 등의 3가지로 나눌 수 있다. 원인으로는 정신질환, 우울증, 알코올, 약물, 기타 전신질환 등에서도 발생하며 임상에서는 항우울제 등이 사용되고 있으며 그 약물은 benzodiazepines계열(temazepam, flunitrazapam, triazolam, flurazepam, midazolam, nitrazepam, quazepam 등) nondiazepines(zolpidem, zaleplon, zopiclone, eszopiclone 등), 항우울제(amitriptyline, doxepin, mitrazapine, trazodone 등), melatonin, serotonin관련 약물(melatonin, ramelteon, tasimelteon, 5-HTP, L-Tryptophan 등), 비전형적 향정신성약물(Tylenol(antihistamine diphenhydramine), cyproheptadine, quetiapine, olanzapine, risperidone, eplivanserin 등) 등이 취사선택된다.[2]

불면증의 교과서적인 한의학적 치료는 심비양허(心脾兩虛)의 귀비탕(歸脾湯), 음허화왕(陰虛火旺)의 황연아교탕(黃連阿膠湯), 심담허겁(心膽虛怯)의 산조인탕(酸棗仁湯), 위중불화(胃中不和)의 보화환(保和丸), 담열내울(痰熱內鬱)의 황연온담탕(黃連溫膽湯), 양월(陽越)의 건령탕(建瓴湯) 등을 사용하며 삼음교(三陰交), 신문(神門), 백회(百會), 사신총(四神總) 등은 대표적인 혈위(穴位)이다. 기타 수면연관질환인 야경, 야제, 악몽, 몽유, 다몽, 몽중언어, 수면

2 http://en.wikipedia.org/wiki/Insomnia

시동(sleep starts), 수면 중 마아(bruxism), 야뇨, 하지불안증, 수면무호흡증후군, 수면과다 등은 그 원인에 따라 변증치지(辨證治之)한다.[3,4,5]

필자는 이 증례와 같은 유형의 불면증을 치료할 때 감맥대조탕(甘麥大棗湯)을 사용해서 증상의 개선이 미흡하면 대조(大棗)와 용안육(龍眼肉)을 중용(重用)하며 만약 그래도 수면의 유도가 잘 이뤄지지 않으면 대자석(代赭石)을 첨가한다. 5-HT(5-hydroxytryptamine, serotonin)과 dopamine은 상호 길항하므로[6] 만약 위의 두 가지 방법으로도 호전되지 않을 경우에는 변증이 잘못되었거나 dopamine이 과항진 된 것으로 삼황(三黃, 芩連柏)을 가미한다. 만약 환자의 혈당이 높아 이 방법을 사용하지 못할 경우에는 다른 방식의 변증으로 수면을 유도할 수 있다. 그러나 신경전달물질 중에서 자주 언급되는 serotonin, melatonin, acetylcholine, dopamine, GABA 이외에도 prolactin, LH, ACTH 등의 이상으로 불면증이 나타나기도 하므로 원인을 파악하여 처방하는 것이 중요하다.

3 孫怡, 楊任民 主編, 中西醫結合神經病學, pp433-446, 人民衛生出版社, 1999

4 大塚敬節, 矢數道明, 淸水藤太郞, 漢方診療醫典, pp172-174, 고문사, 1983

5 이광우 편저, 임상신경학, pp145-148, E.PUBLIC, 1997

6 김경진, 조세형, 신경호르몬, pp27-332, 아카넷, 서울, 2002

신양허(腎陽虛)의 우울증

45세, 여자
진료일 : 2007년 7월 30일

환자는 약 7, 8년 전 모종의 사건으로 부부관계에 이상이 생긴 후 사회활동을 덜하게 되었으며 그 후부터 속이 많이 상해서 우울하고, 가끔 혼자서 울기도 하며, 항상 기분이 좋지 않고 전신의 힘이 없는 것처럼 매사에 의욕을 상실하게 되어 모든 일이 하기 싫어지게 되었다. 또한 첫째 며느리로서 시어머님에 대한 감정이 좋지 않았다. 이 밖에 수년 전 월경주기가 불규칙하게 되어 부인과에서는 갱년기가 시작되는 것 같다고 하였으나 몇 년이 지난 지금까지 월경은 1, 2개월에 1회 정도 있었다.

증상분석

환자의 기분저조, 우울함, 의욕감퇴 등 증상과 추위를 싫어하고(畏寒), 맥세약(脈細弱)으로 보아 양허(陽虛)형의 울증(鬱證)으로 판단하여 계지가용골모려탕(桂枝加龍骨牡蠣湯)[1]을 처방하려고 하였으나 발병으로부터 치료시작까지 시간이 상당히 경과하였으며 외한(畏寒)이 계지가용모탕(桂枝加龍牡湯)의 남자실정여자몽교(男子失精, 女子夢交)의 허양부월(虛陽浮越)과 부합되지 않아 우귀음(右歸飮)[2]에 용골(龍骨), 모려(牡蠣) 각 9g을 추가하여 처방하였다.

1 金櫃要略, 血痺虛勞病脈證治, 第13條; 漢方診療醫典, 桂枝湯加減方 참조

2 景岳全書

치료경과

- 2007년 8월 16일 : 환자는 복약을 하면서 기분이 매주 좋아졌으며 혼자서 콧노래를 하기도 하였다.
- 2009년 12월 5일 : 환자의 아들이 수 년 전부터 요추디스크질환으로 고생하고 있다면서 함께 내원하여 그간의 정황을 물으니 기분도 좋고 잘 지내고 있으며 생리도 1개월 1회로 지속되고 있다고 하였다.

후기 및 고찰

우울증은 각종 원인으로 발생하는 기분장애의 한 유형으로 구체적인 증상은 삶에 대한 의욕저하, 피곤, 권태, 혼자만 있으려 함, 평소 하던 일의 수행에 어려움을 느낌, 매사에 전혀 즐거움이 없고 사고의 폭이 제한됨, 질문에 대한 답변이 느리고 가능한 최대한 압축하여 대답함, 미래에 대한 불안, 거절, 보복에 대한 우려로 무슨 일이든 쉽게 결정하지 못하고 우유부단함 등이다. 신체증상이 현저하기도 하여 체중감소, 식욕부진, 소화장애, 변비, 가슴 답답함, 두통, 수면장애, 쇠약상태, 건강염려증을 호소하기도 하며 자신의 신체장애 때문에 우울하다고 믿기도 한다. 이상의 내용은 경도의 우울증에 대한 것으로 이 환자에 해당한다고 할 수 있다. 이런 우울한 상황을 유발하는 원인은 유전적, 사회적, 경제적, 약물 등의 수 많은 원인이 복잡하게 얽혀서 나타나는 것으로 dopamine, norepinephrine, GABA, serotonin, 부신피질호르몬, growth hormone, melatonin, LH, FSH, testosterone 등의 각종 호르몬이상에 의해 나타난다고 유추되고 있다. 그러나 기저질환, 약물 및 기호식품, 건강보조식품 등 각종 원인 외에도 기타 여러 가지 원인설이 있으므로 하나의 원인으로 귀납

될 수는 없다.[3]

한의학적으로 우울증 즉 울증(鬱證)을 표현할 때는 흉륵통(胸肋痛), 간울(肝鬱), 매핵기(梅核氣), 장조(臟躁), 백합병(百合病), 분돈(奔豚) 등의 신체형 증상을 위주로 나타내기 때문에 현대의학의 기분장애와 불안장애 및 여러 아형이 혼재되어 있다고 볼 수 있다.[4] 하지만 한의학은 체징(體徵)으로 진단과 치료를 하는 학문이므로 병명에 구애받지 말고 기혈(氣血), 한열(寒熱), 음양(陰陽), 표리(表裏)를 기본으로 하여 처방을 구성해야 한다. 초기 울증(鬱證)의 경우에는 범불안장애의 형태를 보이는 경우가 많으며 대뇌의 흥분형을 보인다. 즉 극초기에는 황연해독탕(黃連解毒湯), 방풍통성산(防風通聖散), 건령탕(建瓴湯), 지백지황탕(知柏地黃湯), 칠보미염단(七寶美髥丹) 등이 주방이 될 수도 있다. 그러나 중후기로 진전되었을 경우에는 계지가용모탕(桂枝加龍牡湯), 우귀음(右歸飮), 신기환(腎氣丸), 십전대보탕(十全大補湯), 인삼양영탕(人蔘養榮湯), 삼령백출산(蔘苓白朮散), 사역탕(四逆湯) 등에 신체형 증상의 호소유무에 따라 소반하가복령탕(小半夏加茯笭湯), 오수유탕(吳茱萸湯), 반하천마백출산(半夏天麻白朮散), 갈근탕(葛根湯), 천궁다조산(川芎茶調散) 등등의 의미를 첨삭한다. 만약 환자에게 기존의 약물이 있다면 부작용의 유무를 반드시 확인하고 부작용이 확인되면 주치의사에게 약물수정을 요청해야 한다.

---

3 민성길, 최신정신의학 제5판, pp274-299, 일조각, 서울, 2006

4 鮑遠程 主編, 現代中醫神經病學, pp280-297, 人民衛生出版社, 2003

03

불안장애의 극심한 피로

50세, 남자
진료일 : 2009년 2월 23일

환자는 버스 운전을 하는 중년 남성으로 이하의 증상들은 약 4개월 전부터 나타난 것으로 증상표현도 모호하고 많았다. 몸 전체에 힘이 하나도 없고 피로가 극심하며 잠을 계속 자도 피곤하고 자신감이 없어지며 하품을 많이 하고 손발이 저리고, 하반신이 떨리기도 하며 가끔 오심 및 현훈, 졸도할 것 같은 느낌, 오른쪽 어깨의 극심한 통증 등을 호소하였다. 이에 신경과의 약물을 2주간 복약하였으나 하루 종일 잠만 자고 증상은 소실되지 않아서 자신이 판단하기에 몸이 약한 것으로 생각되어 보약이나 먹어보자는 생각에 회사동료의 소개로 내원하였다.

증상분석

환자의 증상은 극심한 피로, 하품, 하반신의 진전, 오심, 현훈, 견통 등으로 일견 기허(氣虛)의 노권상(勞倦傷)처럼 보였으나 자세히 진찰하니 안면의 상열, 진료 중 무의식 중에 나오는 강한 어조(語調), 일상 근력운동의 가능 등의 증상과 극심한 피로, 가끔 나타나는 현훈, 오심, 말단의 이상감각 및 진전 등으로 필자는 불안장애를 의심하여 종합병원에서 복약했던 약물을 확인하려고 하였으나 환자는 효과가 없어서 다 버렸다고 하였다.

이 밖의 증상으로 혈압이 불안정하여 집에서 측정한 수축기 혈압이 180에서

110을 왕복하고 있었으며 기타 대소변은 이상이 없었다.

환자의 증상을 조합하면 신음부족(肝陰不足)으로 일단 지백지황탕(知柏地黃湯)을 처방하고 반응유무에 따라 치료방향을 수정하기로 하였으나 환자는 그 후 내원하지 않았다.

치료경과

- 2009년 6월 25일 : 오랜 만에 온 환자는 그 동안 증상이 개선되지 않아서 직장을 퇴직하였으며 어지럼증 및 손발 저림으로 모 대학병원에서 뇌 MRI, 뇌파 등등 검진 후 공황장애의 진단으로 약물치료를 하였으나 우연한 기회에 2일간 약을 먹지 못하니 과격한 행동이 나오고 마음이 자제되지 않고 살인 등 나쁜 생각이 들어 다시 다른 대학병원에서 복약을 하였으며 이번에도 약을 중단하니 이전보다 더 강한 충동 및 강력한 우측 견통, 현훈, 상하지의 저림, 턱 밑의 저림 및 떨림이 나타나게 되었으며 이에 서양의학에 대해 화가 나서 병원의 모든 약물을 중단하고 본원에 내원하였다. 이에 이전의 신음부족(腎陰不足)보다 심화된 양월(陽越)로 판단하여 건령탕가미방(建瓴湯加味方[1])을 처방했다.
- 2009년 7월 8일 : 복약 후 극심한 피로, 현훈, 우측 견통, 나쁜 생각, 상하지의 저림이 절반이상 감소하였으나 가끔씩 제어되지 않는 충동이 나타난다고 하여 이전의 처방에 황연(黃連) 6g을 가하였다.
- 2009년 7월 20일 : 환자는 아직 복약을 다 하지 않았으나 모든 증상이 소실되고 삶의 의욕이 왕성하게 되어 일을 하고 싶어서 입사원서를 내야 하는데 의사의 소견서가 필요하다면서 내원했다. 그래서 천천히 현훈, 피로,

1 代赭石 12g, 龍骨, 牡蠣, 生地, 山藥, 赤芍, 牛膝 各 6g, 柏子仁 5g, 磁石 3g, 黃芩 15g, 龍眼肉 15g

상하지의 저림 및 떨림, 감정조절능력에 대해 물으니 환자는 "덕분에 아주 살만하게 되었는데 왜 처음부터 치료해주지 않았느냐" 고 하면서 웃었다.

후기 및 고찰

환자는 현재 어떠한 약물도 복약하지 않고 즐겁게 버스운전을 하고 있다.

불안장애는 ICD-10에 따르면 공황장애, 공포증(광장, 사회, 특정공포증), 강박장애, 외상후 스트레스장애, 급성 스트레스장애, 범불안장애로 분류하고 있으며 유전, 뇌의 기질적이상 및 구역별기능이상, GABA, serotonin, norepinephrine 등의 신경전달물질이상, 각종 대상이상, 내분비장애, 독성물질, 영양결핍 등이 원인설로 거론되고는 있으나 정설은 없다.[2] 임상적으로는 기저질환의 유무를 확인하고 전광간조울(癲狂癎躁鬱)의 정신질환의 측면에서 접근하여 한열(寒熱)을 구분하고 처방을 결정하게 되며 대부분의 불안장애는 열증(熱症)으로 단치소요산(丹梔逍遙散), 가미귀비탕(加味歸脾湯), 시호가용골모려탕(柴胡加龍骨牡蠣湯), 건령탕(建瓴湯)을 사용하고 장조형(臟躁型)이 결합되어 있으면 감맥대조탕(甘麥大棗湯)을 합방하기도 한다. 불안장애는 각종 자율신경의 이상으로 인한 증상들이 동반되는데 이 때 나타나는 증상은 어떠한 검사에서도 정상소견을 보이므로 극도로 난치의 병으로 오인되어 여러 의료기관을 전전하는 심신증(心身症)[3]의 양상을 보이기도 하므로 치료자 입장에서는 참으로 곤혹스러운 경우가 많다. 그러나 분명한 것은 어떠한 치료 없이도 휴식, 수면, 충분한 영양섭취, 적당한 운동 후에는 증상이 개선될 수도 있다.

---

2 민성길, 최신정신의학 제5판, pp323-360, 일조각, 서울, 2006

3 황의완, 김지혁 편역, 동의정신의학, pp617-681, 현대의학서적사, 서울, 1987

손발저림과 전신의 저림

51세, 여자
진료일 : 2009년 8월 24일

환자는 약 3년 전 극심한 불안감이 발생하였으며 당시에는 가만히 있어도 눈물이 멈추지 않고 잠도 오지 않았으며 대학병원에서 우울증으로 진단받고 1개월 간 입원한 후 퇴원하였으며 현재 각종 약물(sertile hydrochloride, lorazepam, bupropion hydrochloride)을 복용 중이나 가만히 있어도 손발이 저리고 발이 매우 차가웠으며 가끔 얼굴의 근육이 떨리고 머리의 피부가 저리며 만져도 감각이 매우 둔하고 전신이 저리다고 하였다. 수면상태는 병원약을 먹으면 자는데 자고 일어나도 개운하지 않다고 하였다.

증상분석

환자의 손발 저림, 발시림, 두피의 감각저하, 전신의 저림, 간헐적으로 나타나는 안면의 경련, 맥세삽(脈細澁) 등은 전형적인 불안장애에서 나타나는 증상으로 장조증(臟躁證)의 한 유형으로 판단할 수 있었다. 특히 손발 저림은 깨어 있을 때는 항상 지속되었고 때로는 잠을 자다가도 눌리는 부분이 저려서 잠을 깰 때가 있다고 했다.

이에 감맥대조탕가미방(甘麥大棗湯加味方)[1]을 처방하고 경과를 지켜보기로

---

1 甘草 9g, 浮小麥 1g5, 大棗 30g, 天雄 6g, 肉桂 6g, 乾薑 6g, 黃芩 3g

하고 침구치료는 시간관계로 생략하였다.

치료경과

- 2009년 9월 1일 : 복약 1주일 후 환자의 손발저림이 미약하게 개선되기 시작하여 현재는 이전에 비해 80%정도의 손발 저림만 있었으며 무릎과 손목 밑의 부분에 매운 음식을 먹었을 때와 같은 아린 느낌이 있다고 하였고 최근 왼쪽 얼굴이 약간 씰룩거린다고 하였다. 처방은 동일하게 유지하였다.
- 2009년 10월 15일 : 그 동안 처방을 변경하지 않고 유지하였으며 현재 손발의 저림이 20% 정도만 남았으며 이전의 아린 느낌도 거의 없다고 하였다.
- 2009년 11월 23일 : 손발의 저림, 전신의 저림이 개선되었다. 이에 약물의 복용횟수를 감량하였다.

후기 및 고찰

그 후 2010년 4월 왼쪽 목의 통증으로 내원하였는데 저린 증상은 재발하지 않고 있었다.

이 환자의 경우는 신경과 치료로 불안장애의 열증(熱症)은 개선되었으나 장기간의 약물치료로 오히려 한증(寒症)으로 전화된 증례로써, 항불안제, 항전간제의 장기 부작용은 중추신경억제작용이다. 이 때 중진안신(重鎭安神)의 양약을 중단하거나 약물을 전환하면 증상이 개선되는 경우도 있으나 개선되지 않을 수도 있다.

손과 발이 저리는 질환은 뇌신경, 척수신경, 말초신경의 각종 신경질환에서 나타날 수 있으므로 그 증상만으로 진단하기는 매우 어렵다. 특히 증상이 발생하여 계속 진전되는 것은 이 증례와는 전혀 차원이 다른 질환일 가능성이 높으므로 이 증례와 혼동하면 안 된다. 또한 환자의 증상발생시점을 보면 갱년기와 비슷하였으나 우선 기본처방으로 경과를 본 후 처방을 변경하려고 하였지만 순조롭게 치료되었다.

위의 증례는 초조, 불안에 해당되는 것으로 뇌신경호르몬의 일종인 serotonin, GABA 등의 안정유도 호르몬분비를 촉진하면 된다. 이 때 적용될 수 있는 한방치료의 단서는 감맥대조탕(甘麥大棗湯), 산조인탕(酸棗仁湯), 황연아교탕(黃連阿膠湯)의 계자황(鷄子黃) 등이 대표적이다. 기타 변방도 있으나 개략은 이와 같으며 침구치료는 풍지(風池), 신문(神門), 내관(內關), 삼음교(三陰交) 등을 응용한다.

그러나 불안장애라고 모두 이런 유형만이 있는 것이 아니라 온담탕(溫膽湯), 소시호탕(小柴胡湯), 시호가용모탕(柴胡加龍牡湯), 소반하가복령탕(小半夏加茯笭湯), 건령탕(建瓴湯), 계지가용모탕(桂枝加龍牡湯), 우귀음(右歸飮), 신기환(腎氣丸), 십전대보탕(十全大補湯), 온경탕(溫經湯), 지백지황탕(知柏地黃湯), 천왕보심단(天王補心丹), 백합지황탕(百合地黃湯), 총명탕(聰明湯) 등 등의 여러 처방을 변증에 따라 고려해야 하며 서양의학적인 병명에 따른 처방을 하게 되면 증상장악에 실패하기 쉽다. 서양의사도 잘 치료하는 사람은 불안장애에 항전간약, SSRI계열의 약물을 동시에 처방하기도 하고 비율을 조절하기도 하는데 이 법칙은 한방치료에도 적용되며 처방을 결정하기 전에 보다 철저하게 변증한 후 실행해야 한다. 무슨 병에 무슨 처방은 절대로 한의학적인 사고방식이 아니며 임상에서는 필패(必敗)의 수(數)이다.

05

일상생활 중 발생하는 원인불명의 진전

35세, 남자
진료일 : 2007년 4월 14일

환자는 체격이 건장한 남자로 이 증상은 해외에서 사업을 하면서 4, 5년 전부터 발생한 것으로 평소에 어떠한 지병도 없었으며 각종 검사에서도 이상이 없었다. 그 증상은 온몸이 떨리는 증상으로 손, 목, 어깨, 몸통 등이 떨리며 긴장, 집중을 하거나 몸 상태가 좀 좋지 않은 것 같으면 떨림이 나타났다. 이에 신경과의 검진을 받았으나 특별한 병명은 없었으며 단순히 신경성이라고 하여 긴장을 해야 될 환경이 되면 복약하도록 마그네슘 등을 처방받았으나 효과가 없어서 복약을 중지하였다. 하지만 시간이 갈수록 여기저기서 나타나는 경련이 없어지지 않아 본원에 내원하였다.

증상분석

환자의 증상은 긴장시 나타나는 체간, 상지, 안면의 불수의적 경련으로 이 증상은 긴장시에 나타나는데 때로는 아무런 이유 없이도 나타났다. 이 증상 외에 더운 것을 싫어했으며 설사를 자주하고 심하(心下)의 압통도 있었다. 수면은 정상적이었으며, 간질, 뇌종양 등의 뇌이상을 의미하는 이학적 검진결과는 음성이었으며 현대의학적인 검진에서 어떠한 이상도 없었다. 이에 간기울결(肝氣鬱結)의 간풍(肝風)으로 진단하고 시호소간산가미방(柴胡疏肝散加味

方[1])을 처방했다.

치료경과

- 2007년 5월 12일 : 복약 도중 2회 정도 몸 전 체의 떨림이 있었으며 복약을 하지 못한 날은 약간의 전체적인 떨림이 있었고 복약 후에는 집중을 해도 떨리는 강도가 덜하였으나 긴장을 하면 전신이 떨리는 것은 여전하였고 대변은 비교적 단단하게 되었다. 처방에서 황금(黃芩)을 15g으로 증가하였다.
- 2007년 7월 7일 : 이제 평상시에는 떨리는 증상이 없으나 운동을 하면서 힘을 많이 쓸 때 약간 떨리는 증상이 있다고 하였다. 동일한 처방을 했다.
- 2007년 8월 11일 : 최근에는 일상생활 중에는 떨림이 발생하지 않았으나 운동을 과도하게 해서 힘들 때에만 전신에 약간의 경련이 있다고 하였다. 동일한 처방을 사용했다.
- 2007년 8월 29일 : 최근에는 경련이 거의 없다고 하였다. 약물 복약 횟수를 1일2회로 감소했다.
- 2007년 9월 29일 : 현재 긴장을 많이 하거나 운동을 많이 하거나 안정시에도 경련이 없었다. 약물복용 횟수를 1일1,2회로 연장하였다.

그 후 환자는 2009년까지 재발하지 않고 활발하게 사업을 하고 있다.

후기 및 고찰

환자의 증상은 참으로 특이한 것으로, 일반적으로 전신의 진전이 사지원위부에 나타나는 생리적인 진전과는 다르며 뇌의 기질적인 질환을 의심할 정도

1 柴胡 9g, 芍藥 9g, 枳殼 6g, 川芎 6g, 香附子 6g, 陳皮 6g, 代赭石 12g, 黃芩 12g, 黃連 9g, 貝母 6g, 甘草 3g

의 특이적인 진전도 아니고 갑상선, 알코올금단, 약물중단, 간질환의 기왕력도 없었다. 또한 환자의 진전을 과로로 나타날 수 있는 가벼운 일시적인 진전이라고 판단할 수도 없다. 이런 종류의 진전은 경도의 틱(tic)질환에서 나타날 수 있는 증상으로 이는 치료결과에서 보듯이 보기보혈(補氣補血)의 방법이 아닌 소간해울(疏肝解鬱), 중진안신(重鎭安神), 청열해독(淸熱解毒)의 치료법으로 증상이 완해되었다. 진전의 감별은 생리적, 병리적, 안정시, 활동시, 발작간격, 대칭 또는 비대칭, 추체외로계질환의 유무, 뇌질환의 유무, 뇌손상의 기왕력 등으로 구분한다.

목졸림 후 발생한 공황장애(부:축농증)

06

1993년생, 남자
진료일 : 2008년 10월 20일

환자의 증상은 1년 전인 2007년 4월 학교에서 친구와 놀다가 친구가 장난으로 환자의 목을 힘껏 조른 후 2, 3일 지나서 발생하였다. 당시 갑작스러운 극심한 공포 후 전신 경련과 강직성 발작이 나타나 즉시 대학병원 응급실로 이송되었다. 그 후 대학병원의 검사에서 뇌파이상을 보였으며 약물치료를 하여 조금 안정되는 듯하다가 2개월 후 병원에 가던 중 인도에서 다시 갑자기 전신경련의 발작이 나타났다. 그 후 유명하다는 신경과 3곳, 한의원 5곳에서 치료를 받았으나 증상이 호전되지 않아 다른 대학병원으로 옮겨서 조금 안정되었으며 그래도 증상이 지속되어 본원에 내원하게 되었다.

증상분석

환자는 현재 리보트릴 0.5mg/d, 렉사프로 30mg/d, 리스페탈 0.5mg/d 등을 복용하고 있었다.

환자의 증상은 하루 종일 불안하고, 두통(컴퓨터를 오래 본 후의 느낌처럼 머리 안쪽이 아프고, 가만히 있어도 두통이 가끔 발작적으로 심해짐), 현훈(컴퓨터, TV를 보면 현훈 및 두통이 심해짐), 우측 경항통, 불안(뒤에 사람이 있으면 살기를 느낌, 남이 자기 이야기를 하는 느낌, 죽음에 대한 애기를 하면 불안함, 야한 애기만 들어도 불안함, 손과 몸을 약간 떨고(잘 때 몸을 떨었으나 최근에는 일상생활 중에도 발생함), 찬 물을 많이 마셨다. 그 밖에 대소변, 음식은 문제가 없으나 10년 전부터 부비동염이 지속되고 있었다. 맥현삽(脈弦澁)하였다.

이에 어혈겸양항(瘀血兼陽亢)으로 진단하고 건령탕가미방(建令湯加味方[1])을 처방했다.

치료경과

- 2008년 10월 31일 : 두통과 현훈, 우측 경항통이 개선되었다.
- 2008년 11월 15일 : 불안해도 순간적으로 불안이 들어왔다가 나가게 되었으며, 공포영화를 무서워하지 않게 되었다. 사람에 대한 공포가 상당부분 소실되었다. 최근 기분이 좋아져서 킥복싱 학원에 다니고 있다.
- 2008년 12월 19일 : 아주 약간 드물게 불안이 살짝 들어왔다가 나가는 느낌이 있는 정도가 되어 대학병원에서 리보트릴을 처방에서 뺐다.
- 2009년 3월 14일 : 최근까지 잘 지냈으나 대학병원의 약물부작용으로 체중이 100kg이상이 되어 렉사프로를 Prozac 40mg/d으로 변경하였다. 혹시 약물 변경 후 증상이 이전처럼 될까봐 무서워 한방치료를 다시 하려고 내원하였다. 처방은 변경하지 않았다.
- 2009년 4월 8일 : Prozac으로 약을 변경한 후 야간에 더워서 웃옷을 벗고 자려고 했다. 빨간색, 피물, 어듀의 느낌, 죽음이 연상될 때 불안감이 1분 정도 지속되다 소실되었다.
- 2009년 5월 9일 : 1주일 전부터 병원에서 prozac을 20mg으로 줄이고 기타 약물을 모두 중단하였다.

---

1 代赭石 12g, 磁石 4.5g, 柏子仁, 牛膝, 赤芍, 生龍骨, 生牡蠣, 生地黃, 山藥 各 6g, 蒼朮 3g, 黃芩 15g, 辛夷 9g, 白芷 9g, 赤芍 6g, 丹蔘 6g, 川芎 6g, 大棗 8枚

- 2009년 6월 20일 : prozac을 15mg으로 감량하였다.
- 2009년 7월 16일 : 학교를 그만두고 싶어 하였다. 병원에서 prozac을 10mg으로 감량했다.
- 2009년 9월 24일 : 최근까지도 학교에 가기를 싫어하고 친구들이 말을 걸면 짜증이 나곤 하여 어제는 친구와 싸움을 했다. 최근 감정기복이 심하고, 밥을 잘 안 먹고 있었다. 답답하면서 죽을 것같은 느낌이 가끔씩 발생했으며, 밖에서는 착하고 집에 오면 짜증을 많이 냈다.
  이에 약물 감량에 따른 리바운드현상으로 판단하고 기존 처방에 황연(黃連) 15g을 가미했다.
- 2009년 11월 5일 : 최근 신종플루에 걸려서 타미플루 5일 복약 후 열이 오르내린 후(潮熱) 불안감이 더 심해져서 학교에 안 나가기 시작했다.
- 2010년 1월 4일 : 최근 학교를 자퇴하고 검정고시학원에 다니고 있는데 자퇴를 한 후부터 우울하게 되었다. 한약을 중단한 후에는 감정의 기복이 심하게 되었다. 현재 Prozac 10mg을 복용하고 있었다. 이에 기존 처방에 대조(大棗)를 18g으로 증량했다.
- 2010년 2월 16일: 가끔 열이 나는 것과 같은 느낌의 두통이 있었으나 감정기복은 개선되었다.
- 2011년 4월 25일 : 환자는 상당기간이 흐른 후 내원하였으며 2010년 7월 신경과약물을 모두 중단하고 잘 살고 있으며 금년 초에 대학에 입학하였다. 최근까지 잘 지냈으나 학교에 입학한 후 불안감이 약간 생겼다. 대학병원에서는 다시 복약할 것을 권고했으나 환자가 거부하고 본원에 내원하였다. 최근에는 이전의 증상보다는 강도가 상당히 약하였으며 약간 피곤하고 조금 성격이 까다롭게 변한 것 외에는 큰 이상은 없었다. 이에 이

전 처방을 변경하여 감맥대조탕가미방(甘麥大棗湯加味方[2])을 처방했다.

- 2011년 5월 12일 : 불안감이 개선되었으나 아직 안심할 수는 없었다.
- 2011년 6월 22일 : 이상한 느낌이 있으면 불안이 발생하는데 스스로 통제할 수 있을 정도였다. 불안감이 발생하면 식욕과 활동량이 줄어들었으나, 한 번 이상한 생각을 하기 시작하면 생각이 꼬리를 물고 이어졌다. 이에 처방에 황금(黃芩) 15g을 가미하였다.
- 2011년 9월 10일 : 불안감을 거의 느끼지 못하고 생각의 연상이 개선되었으나, 다른 사람이 자기에 대한 말을 하면 매우 민감해졌다.
- 2012년 6월 29일 : 오랜만에 환자의 모친이 자신의 갱년기 증상에 대한 문의 전화를 했는데 현재 환자는 이전과는 매우 다른 사람으로 변하여 즐겁게 생활하고 있으며 1주일 전 누나와 함께 유럽으로 여행을 떠났다고 했다.

후기 및 고찰

환자는 증상발생 후 각종 한방, 양방 약물치료, 심리치료 등등에도 증상이 지속되어 내원했을 정도로 중증의 공황장애였다. 처음 내원할 때 극심한 피로, 두통, 불면, 불안, 공포 등등의 여러 증상이 있었으며 이미 상당한 정도의 약물치료에도 증상이 제어되지 않았기 때문에 자칫 치료가 곤란할 수도 있었다. 그러나 장기간의 치료와 관찰, 재발시의 치료를 통해서 어느 정도 사회에 적응할 정도가 되어 매우 다행스럽게 생각한다.

환자의 증례를 보면 알겠지만 친구들이 장난삼아 경동맥을 압박하여 일시적인 저산소증을 일으켰으며 2일 후에 뇌신경이 극도의 흥분상태가 되면서 증

2 甘草 9g, 浮小麥 18g, 大棗 15枚

상이 나타나게 된 것이다. 이런 현상은 이 증례뿐만 아니라 일정 정도의 뇌손상에서는 흔히 볼 수 있다. 치료는 뇌신경을 안정시킬 것인지 아니면 제압할 것 인지를 결정해야 하는데 환자의 일반적인 정황이 중요하다. 이 환자는 대학병원에서 초기에 항전간약물을 사용했는데 오히려 증상이 악화되어 다시 위에 설명된 약물을 복약했으나 악화되었던 증상만 제어되고 기타 증상은 여전히 지속되었다. 이 사실은 위의 환자가 단순히 양항양월(陽亢陽越)의 증상이 아니라 일정 정도의 대뇌 허혈성 손상을 겸하고 있었다고 추측할 수 있다. 그래서 건령탕(建瓴湯)에 온담탕(溫膽湯)과 감맥대조탕(甘麥大棗湯), 보양환오탕(補陽還五湯)의 의미를 추가하게 되었다.

이런 저런 치료를 해도 개선되지 않아 내원하는 신경정신과적인 질환은 항상 이렇게 여러 증후가 복잡하게 얽혀 있는 경우가 많으므로 항상 치료에 주의해야 한다. 치료가 간단해 보이지만 어렵고 많은 시간을 필요로 한다.

뇌신경 손상 후 신경정신과적 증상의 한방치료는 여러 유형이 있으며 대표적인 형태는 다음과 같다. 보양환오탕(補陽還五湯)의 기체혈어형(氣滯血瘀型), 반하천마백출산(半夏天麻白朮散)의 담궐형(痰厥型), 온담탕(溫膽湯)의 열담형(熱痰型), 감맥대조탕(甘麥大棗湯)의 장조형(臟躁型), 도인승기탕(桃仁承氣湯)의 열실변비형(熱實便秘型) 등이 있으나 실제 임상에서는 여러 가지 유형이 강약을 달리하여 혼합되어 있는 경우가 대부분이다. 예들 들면 위 증례는 장조형(臟躁型)에 기체혈어형(氣滯血瘀型)과 열담형(熱痰型)이 함께 존재했다. 처방에 구애되지 말고 여러 각도에서 종합적으로 고려해서 치료해야 한다.

이하의 사진은 본증(本症)을 치료하면서 부수적으로 얻게 된 자료이다.

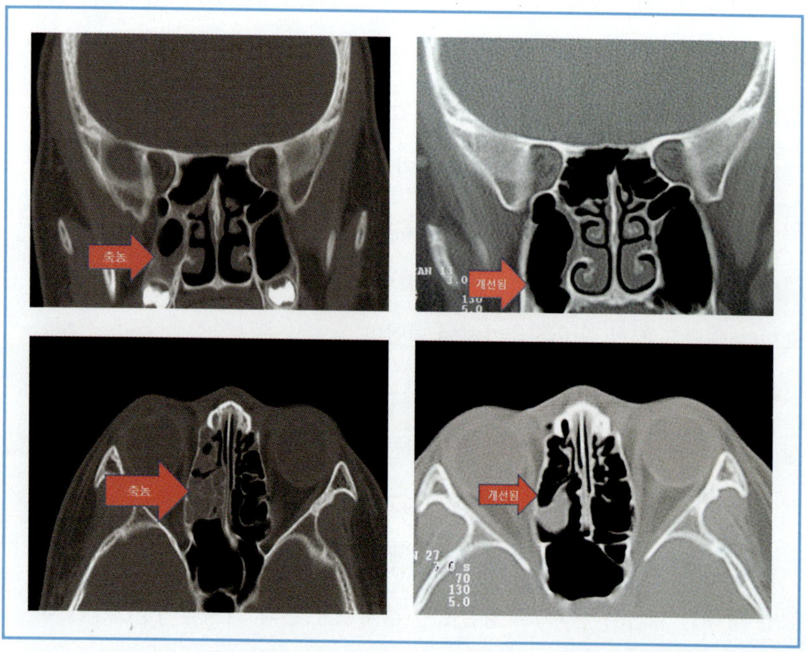

소변을 참을 수 없는(尿意急迫) 여고생

17세, 여자
진료일 : 2006년 4월 27일

환자는 매우 조용한 성격의 고등학생으로 모친의 손에 이끌려 진료실로 들어왔다. 모친의 말로는 몇 년 전부터 자꾸 소변을 지린다고 하였다. 평상시에는 문제가 없으나 조금만 신경을 써야 하는 일이 있으면 소변을 자주 보게 되고 너무 급할 때는 팬티에 조금 실례를 하는 경우도 있다고 하였다. 이 증상으로 어느 병원으로 가야할 지를 몰라서 내과에 가서 소변검사를 하기도 했고 신경과에서는 과민성방광이라고 하여 약물(미상)을 복용했으나 약을 먹을 때는 소변을 덜 보기는 하지만 잠이 너무 오고 집중력이 떨어져 중단했고 그 후 1개월 동안은 증상이 너무 심해져서 양약치료는 하지 않을 것이라고 했다.

증상분석

환자의 증상은 진료실에서는 심하지 않았다. 그러나 진료시작 3분 정도 지나니 바로 화장실로 갔다. 소변의 양은 보통은 적었으며 많이 나올 정도가 될 때는 어김없이 팬티를 적신다고 했다. 그 밖에 코가 잘 막히고 많이 풀며 가만히 있으면 코를 킁킁거렸다. 초등학교 시기에는 천식이 있었으며, 그 후 아토피피부염으로 피부과치료를 했었다. 이에 양항(陽亢)의 틱증후군, 또는 뚜렛

증후군으로 진단하고 건령탕가미방(建瓴湯加味方[1])을 처방하였다

치료경과

- 2006년 6월 10일 : 소변이 급한 것을 참을 수 있을 정도가 되었으며 조금씩 실례하던 것이 모두 소실되었다. 동시에 코막힘과 코푸는 것도 개선되었다.

후기 및 고찰

환자의 증상은 2010년까지 재발하지 않았다.

뚜렛증후군의 범위는 상당히 넓다. 일반적으로 신경학적으로 설명이 되지 않는 괴벽(怪癖)이 모두 이에 해당한다고 봐도 무방하다.

환자가 신경과의 약물을 복용해서 증상이 개선되었다가 약을 중단하니 갑자기 증상이 악화된 것은 당연한 결과이다. 이 증후군에 대한 대부분의 서양 약물은 뇌신경호르몬의 대사를 말초에서 조절하게 되어 있으므로 약물 중단 후 말초에서 재흡수억제, 신경호르몬억제 등이 갑자기 해방된다면 증상은 당연히 리바운드하게 된다. 만약 중추를 억제하는 약물을 사용하게 될 경우에는 장기간 복용 후의 부작용은 감당하기 어렵다.

이 증례는 특별하게 빠른 시일 내에 개선되었는데 정확한 이유는 설명하기 어렵다.

---

1 代赭石 12g, 柏子仁, 牛膝, 赤芍, 生龍骨, 生牡蠣, 生地黃, 山藥 各 6g, 磁石 3g, 黃芩 15g, 甘草 6g, 辛夷 15g, 山査 6g

유아의 극심한 변비(3대째의 변비)

08년생, 남자
진료일 : 2011년 12월 8일

이 아이의 변비는 출생 후부터 극심하였으며 생후 100일부터 관장을 하기 시작했다. 그 후로 병원에서 락툴로오즈를 처방하여 아침저녁으로 복용할 때는 2, 3일에 1회씩 배변을 하였으나 최근에는 동일한 약을 복용해도 4, 5일 1회 아주 단단한 변을 보지만 배변 후에도 복통을 호소했다. 대변을 보지 못하는 것이 10일을 넘어가면 입원하여 관장을 하여 딱딱한 덩어리를 빼내기도 했다.

아이의 조부, 부친 모두 극심한 변비로 고생하고 있어서 이 아이는 어릴 때 고쳐주자는 심산으로 타 한의원에서 수개월 간 복약을 하였으나 증상이 변하지 않아 다시 본원에 내원하게 되었다.

증상분석

이 환아는 이미 락툴로오즈요법, 기타 한방요법을 했었기 때문에 이미 완사(緩瀉)의 처방은 효과가 없을 것으로 판단하고 우선 하초축혈(下焦蓄血)의 도인승기탕가미방(桃仁承氣湯加味方)[1]을 처방하고 경과를 보면서 방향을 변경하기로 했다.

1 桃仁 6g, 大黃 9g, 芒硝 3g, 肉桂 6g, 甘草 6g, 當歸 15g : 1첩으로 1.5일 복용

치료경과

- 12월 22일 : 복약시작 후 현재까지 5회의 배변이 있었으며 복약 후에는 복통을 호소하며 대변은 황색의 풀어지는 양상이었다. 이에 한비(寒秘)로 추정하고 육계(肉桂)를 9g으로 증량하고 건강(乾薑)을 6g 가미하였다.
- 2012년 2월 3일 : 그 동안 감기에 걸리고 외조부께서 별세하여 내원하지 못하였으며 배변의 양상은 3~5일 1회 물기가 없는 배변을 하고 있었으며 이전에는 대변을 내의에 지렸으나 최근에는 배변의사를 표현한다고 하였다. 이에 마자인(麻子仁) 6g을 추가하였다.
- 2월 24일: 5일 전 까지는 2일 1회 배변하였으며 7일 전에는 변기가 막힐 정도의 길고 두꺼운 배변이 있었다.
- 3월 21일 : 최근에 다시 이전처럼 1주일 1회의 배변으로 되었고 한 번에 엄청난 양의 배변을 한다고 했다. 이 시점에서 처방을 변경하는 것도 좋지만 일단 동일한 처방으로 경과를 지켜보기로 하였다.
- 4월 18일 : 지금도 1주일에 1회 정도의 배변을 하고 있었으며 배변을 못해서 그런지 많이 울고 짜증을 많이 냈다. 이에 장조증(臟躁症)이 겸한 것으로 판단하고 처방을 변경했다.[2]
- 5월 16일 : 2일1회 정도 배변하고 있었으며 황색, 갈색, 초록색 등으로 색은 가끔씩 다르다고 했다. 이에 처방변경이 적중한 것으로 판단하였다.
- 6월 12일: 1~3일 1회의 배변이 있었으며 대변을 안 보려고 하는 때도 있으나 참고 있다가 수 시간 후에는 배변을 하게 되었다.
- 7월 13일 : 매일매일 예쁜 변을 보고 있으며 대변이 두꺼울 때도 있으나 항문에서 피가 날 정도는 아니었다. 이에 복약 횟수를 줄이고 치료를 종

2 甘麥大棗湯加味方 : 甘草 12g, 浮小麥 12g, 大棗 12枚 當歸 18g, 大黃 9g

료하였다.

- 9월 10일 : 오랜 만에 내원하였으며 그 후로 배변은 1, 2일 1회 정도가 되었고 크게 신경쓰지 않을 정도가 되었는데 금년 여름에 감기를 자주 앓아서 보약을 먹이러 내원하였다.

후기 및 고찰

소아의 변비가 거대결장 및 장관부의 폐색 등과 연관되어 있으면 때로는 외과적인 방법이 필요할 수도 있으나 본 증례의 경우에는 대학병원에서 이미 검사를 했으며 반복된 방사선검사 및 관장으로 기타 기질적 질환과는 관련이 없는 기능적인 장율동의 저하라고 볼 수 있다. 그래서 처음에는 윤장(潤腸)과 거어혈(祛瘀血)의 치료방향을 고수하였으나 수개월이 지나도 완전하지 않아 치료방향을 다시 생각하게 되었다. 처음부터 다시 생각하면 조부, 부친이 동일한 증상을 갖고 있고 성장 후에도 증상이 개선되지 않았으며 변비로 인한 기타 질환이 발생하지 않은 것으로 보아 장조증(臟躁症) 또는 현대의학적인 이상행동증후군(뚜렛증후군)과의 연관성을 의심하지 않을 수 없게 되어 초기개념에 이를 합하였다. 결과적으로는 매우 좋은 결과를 보였다. 이 증례처럼 소아변비가 단기간에 해결되지 않는 경우도 있다.

일반적인 변비에는 당귀(當歸), 욱이인(郁李仁), 마자인(麻子仁) 등의 윤장(潤腸)약물들을 사용하는데 각종 요로질환, 장질환, 골반강질환으로 인한 염전, 협착, 폐색 등의 급성기에는 대황(大黃), 박초(朴硝) 등의 강력한 사하약(瀉下藥)으로 급증(急症)을 치료하고 그 후에 본증으로 넘어가야 한다. 십조탕(十棗湯)으로 처리하는 경우는 중증에 해당되며 이 때는 이미 서양의학적인 각종 방법으로 복수 또는 배변을 조절하고 있는 경우에 해당되므로 일반 임상의가 이 약물을 사용할 기회는 매우 적다. 예들 들어 간경화 또는 간암의 복수에 사용가능성을 고려할 수 있으나, 일단 1회 사용 후 배변을 하게 되면 복압이 줄어들면서 약간 호전되는 듯 하나 혈중 단백이 저하하면서 빠른 속도로 사망할 수도 있다. 중증(重症)에 경(輕)한 약물을 사용하는 것도 독(毒), 경증(輕症)에 중(重)한 약물을 사용하는 것도 독(毒)이다.

중학생의 야제증(夜啼症)

13세, 여자
진료일 : 2007년 5월 21일

환자는 초등학교 1, 2학년 시기에 야제증이 발생하여 수개월 동안 한방치료를 하였으나 증상이 개선되지 않아 신경정신과의 약물을 복용했다. 그러나 복약 후 하루 종일 정신을 차릴 수가 없어서 치료를 중단하고 각종 운동을 한 후 증상이 소실되었다. 그런데 약 1개월 전 감기를 앓은 후부터 야제증이 다시 발생하여 날이 갈수록 증상이 악화되어 내원하였다.

증상분석

환자의 야제증은 2, 3일 간격으로 자다가 놀라면서 크고 날카로운 소리를 지르는 양상으로 나타났으며 수면 중의 발작간격은 일정하지 않았고 발작시에는 약 1분간 지속되었다. 그 밖에 무서움을 잘 타고 눈을 감으면 무엇인가가 보여서 무서워서 눈을 감을 수가 없었으며 짜증을 많이 내고 있었다. 학교에서는 친구들이 잘 놀린다고 하였다. 대소변 및 기타 신체적인 이상은 없었으며 설첨홍(舌尖紅), 맥긴삽(脈緊澁) 등으로 열증(熱症)에 편향됨을 유추할 수 있었다. 이에 건령탕가미방(建瓴湯加味方)[1]을 처방하였다.

1 張錫純, 醫藥衷中參西錄, pp392-395, 河北科學出版社, 中國, 2002; 이 증례에 사용된 구성: 代赭石 12g, 山藥, 牛膝, 龍骨, 牡蠣, 地黃, 芍藥, 柏子仁 各 6g, 山査 3g, 大棗 10枚

치료경과

- 2007년 6월 21일 : 환자는 2주 분으로 처방한 약을, 임의로 1개월 간 복약하였으며 복약 1주일 후부터 증상이 소실되어 정상적인 생활을 할 수 있게 되었다. 이에 동일한 처방을 하고 치료를 종료하였다.

후기 및 고찰

환자는 그 후 아무런 이상 없이 잘 지내고 있었으며, 2009년 8월 오빠와 함께 내원하여 건강한 모습으로 인사하였다.

야제증(夜啼症)은 서양의학의 야간공포증(night terror)의 부분증상으로 볼 수도 있다. 야간공포증은 주로 4~12세의 소아에게서 나타나며 성인에서는 20~30대에 발생하며 50%이상에서 가족력이 있다. 입면 후 30분에서 2시간 내에 δ(델타)수면기에 발증한다. 증상의 양상은 잠을 자다가 갑자기 앉아 있거나, 고음으로 소리 지르거나, 공포에 질린 소리를 내거나 하는 등의 각기 다른 양상을 보이며 동공은 확대되고 호흡이 빨라지며 심박수도 빨라진다. 때로는 몽유(somnambulism)와 동반되기도 하는데 각성 후에는 기억이 없거나 단편적인 공포의 기억만이 있을 수 있다. 소아의 야경증(夜驚證)은 성장 또는 유전인자와 관련이 있을 수 있으며 성인의 야경증은 초조함, 억울, 정신적 상처 등으로 억압되었던 공격적인 성향이 분출되는 것으로 생각할 수도 있다. 이런 발작 증상과 심리적인 인소와의 관련여부에 대해서는 논란의 여지가 있으며 소아의 경우에서는 나이가 들면서 점차 개선된다. 때로는 diazepam이 사용되기도 한다.[2,3] 한방치료는 절대적으로 변증(辨證)에 의해 결정된다. 우선 한열(寒熱)을 구분해야 하며 자율신경이상의 증상유무에 따라 가감해야 한다. 기

2 孫怡, 楊任民 主編, 中西醫結合神經病學, p437, 人民衛生出版社, 1999

3 이광우 편저, 임상신경학 제4판, p147, E.Public, 2006

본적으로는 시호가용모탕(柴胡加龍牡湯), 계지가용모탕(桂枝加龍牡湯), 육미지황탕류(六味地黃湯類), 소건중탕류(小建中湯類), 온담탕류(溫膽湯類), 귀비탕류(歸脾湯類) 등이 사용되며 부수적인 증상에 따라 오심(惡心)에는 소반하가복령탕(小半夏加茯苓湯), 두통에는 천마(天麻), 오수유(吳茱萸), 입면장애에는 산조인(酸棗仁), 용안육(龍眼肉), 대조(大棗), 계자황(鷄子黃), 백자인(柏子仁), 황백(黃柏) 등, 복통에는 현호색(玄胡索), 목향(木香), 후박(厚朴), 나복자(蘿蔔子), 해표초(海螵蛸) 등, 개위(開胃)에는 산사(山查), 계내금(鷄內金) 등을 가미하는 세부적인 가감법을 선택한다.

10

틱(Tic)증후군

10세, 남자
진료일 : 2007년 3월 8일

환자는 건강하고 총명한 남자아이로 6세경에 증상이 발생하였다. 모친의 요약에 의하면 다음과 같다.

환자의 증상은 6세 발증하였으며 당시에는 눈 깜빡임 정도여서 안구건조증인 줄 알고 안과의 치료를 받았으나 증상은 변하지 않았다.

7세에 눈을 위로 치켜뜨는 증상, 눈 깜박임이 나타나 처음으로 틱증후군을 알게 되었으며 주위사람들의 권유로 모른 척 하였다.

8세 시기에는 거의 증상이 나타나지 않았으나 눈 깜박임 정도는 가끔 있었으며 얼굴찡그림, 킁킁소리, 배를 끌어당겨 힘을 주는 증상이 나타났으며 잠자기 전에 항상 킁킁 소리를 냈다.

9세 때, 2006년 5월 초에 영어공부를 3개월 정도 한 후 증상이 심해지고 복합적으로 나타나기 시작했다. 눈을 치켜뜸, 고개를 까딱거림, 음음 또는 킁킁 소리를 냄, 손을 털고 떪, 배에 힘을 주는 등의 증상이 나타나 한방치료를 하였다. 처음 진료를 받은 한의원에서 침구치료 및 약물치료를 한 후에는 증상이 확연히 개선되었다. 그 후 지속적으로 치료를 하면서 영어와 다니던 학원을 모두 그만두고 여행도 다니면서 아이한테 스트레스를 주지 않기 위해 공부 등 거의 아무것도 시키지 않았다. 한의원치료 후 많이 개선되었으나 가끔 친구들과 재미있게 놀거나 여행을 가면 증상이 더욱 심해졌으며 TV, 컴퓨터를 할 때도 그 순간마다 증상이 심해지곤 하였다.

10세가 되어 2, 3개월 전부터 약하게 가끔 고개를 까닥거리는 증상이 있었으나 2주 전부터 점점 더 심하게 고개를 까닥거리고 있으며 아이가 피곤하면 더욱 심해졌다. 현재는 고개를 까딱거리는 것과 눈을 위로 깜빡거리는 증상을 동시에 하고 있었다. 그리고 가만히 있으면 머리를 빙 돌리거나 고개를 끄덕인다고 했다.

이상과 같은 상황이 되어 본원에 내원하였다.

증상분석

환자의 이상한 목의 움직임, 눈 깜빡임 등은 전형적인 틱증상으로 대부분은 열증(熱症)이다. 또한 학습장애, 예어(穢語)증후군 등의 증상은 없었다.

이에 간양상항(肝陽上亢)의 열증(熱症)으로 진단하고 건령탕가미방(建苓湯加味方)[1]을 처방하고 침구치료는 환자의 긴장을 유도할 수 있고 치료에 비협조적이 될 수 있으므로 생략하였다.

치료경과

- 2007년 3월 19일 : 모든 증상이 70% 정도가 소실되었다. 복약횟수를 1일 2회로 감량하였다.
- 2007년 3월 30일 : 복약횟수를 감소한 후 목을 까닥거리는 증상이 심해져 다시 1일 3회로 증량하니 소실되었다.
- 2007년 5월 11일 : 증상이 대부분 소실되었으나 어제 감기증상이 나타난 후 고개를 까딱이고 눈을 위로 치켜뜨는 증상이 약간 나타났다.

1 代赭石 12g, 山藥, 牛膝, 龍骨, 牡蠣, 地黃, 芍藥, 柏子仁 各 6g, 山査 3g, 黃芩 18g, 大棗 10枚

- 2007년 9월 27일 : 환자는 5월 11일 이후 증상이 크게 신경을 쓸 정도가 되지 않아 내원하지 않았다. 그런데 1개월 후 편도선염을 심하게 앓은 후 3시간 간격으로 음음 소리를 내고, 목을 떨며, 눈을 치켜뜨고 목을 돌리는 증상이 나타나서 동일한 처방을 사용하였다.
- 2007년 10월 9일 : 고개를 약간씩 갸우뚱 거리며 손을 약간 떨고, 배에 아주 약한 경련이 나타났는데 눈을 치켜뜨는 증상은 소실되었다.
- 2007년 10월 22일 : 가끔 음음하는 소리를 내며 고개를 아주 가끔 갸우뚱하였다.
- 2007년 11월 3일: 아주 가끔 고개를 까딱거리며 음음소리는 소실되었다.
- 2007년 11월 22일: 최근 감기 후 목이 부으면서 고개를 움직이는 횟수가 증가되었다.

환자는 그 후 증상이 대부분 소실되었으며 2008년 6월에는 감기가 발생했는데, 이로 인해 다시 틱이 악화될 가능성이 있으므로 대청룡탕(大青龍湯)을 처방했고, 2009년 6월 현재 중국의 청도에 거주하고 있으며 아주 가끔씩 고개를 까닥하려고 하는데 그 증상은 금방 소실되어 별로 신경을 쓰지는 않고 있다.

후기 및 고찰

환자는 현재 아버지 직장을 따라 중국에 가 있으며 어떠한 증상도 없다.

틱증후군, 뚜렛증후군, 예어(穢語)증후군, ADHD 등은 현재까지의 이론에 의하면 모두 뇌신경내분비질환이라고 할 수 있다. 그러나 뇌의 기질적인 이상은 없다.

이러한 질환명에 구애되서 처방을 하면 절대 치료에 성공할 수 없다. 희열희한(喜熱喜寒), 외한외열(畏寒畏熱), 희냉음희열수(喜冷飮喜熱水), 변비변당(便秘便溏), 체수체반(體瘦體胖), 사회관계성립의 여부, 대화가능의 여부 등등으로 변증을 해야만 소기의 결과를 얻을 수 있다. 열증(熱症)의 경우 본 증례에서와 같이 감기 등의 열성질환 후에는 악화되고, 한증(寒症)의 경우에는 혈중 당분을 포함한 영양분이 저하되는 기아(饑餓)의 시기에 증상이 악화된다.

열증(熱症)에서는 소시호탕(小柴胡湯), 시호가용골모려탕(柴胡加龍骨牡蠣湯), 가미소요산(加味消遙散), 온담탕(溫膽湯), 황연해독탕(黃連解毒湯), 지백지황탕(知柏地黃湯), 자음강화탕(滋陰降火湯), 열다한소탕(熱多寒少湯), 방풍통성산(防風通聖散), 진간식풍탕(鎭肝熄風湯), 건령탕(建瓴湯) 등등의 처방이 합당하고, 한증(寒症)의 경우에는 감맥대조탕(甘麥大棗湯), 계지가용골모려탕(桂枝加龍骨牡蠣湯), 대소건중탕(大小健中湯), 이중탕(理中湯), 향사육군자탕(香砂六君子湯), 오미이공산(五味異功散), 사역탕(四逆湯), 십전대보탕(十全大補湯), 인삼양영탕(人蔘養榮湯), 반하천마백출산(半夏天麻白朮散), 삼령백출산(蔘苓白朮散), 우귀음(右歸飮), 신기환(腎氣丸) 등을 활용할 수 있다. 임상적으로는 열증(熱症)이 더 많다.

소아의 상반신 다한증

9세, 여자
진료일 : 2009년 4월 13일

환자의 증상은 5년 전 4세부터 시작되었으며 당시에는 뛰어 놀 때만 머리가 약간 젖는 정도였으며 몸이 약한 것 같아서 한의원에서 보약도 세 네 번 복약했지만 증상은 개선되지 않았다. 현재는 조금만 놀아도 머리에서 땀이 나오기 시작해서 전신이 물에 빠진 것처럼 젖어서 하루에도 수회 옷을 갈아입었으며 잠 잘 때도 베개가 다 젖어서 베개에 수건을 덮어도 그 땀이 수건 밑에 까지 다 스며들어 고생이 많다고 하였다.

증상분석

환자는 극심한 자한(自汗) 및 도한(盜汗) 이외에는 식사, 대소변, 수면, 성장 등에 전혀 이상이 없었으며 다한증의 가족력도 없었다. 맥긴삽(脈緊澁)하였으나 특이사항은 없었다. 이에 음허도한(陰虛盜汗)으로 진단하여 지백지황탕가미방(知柏地黃湯加味方)[1]을 처방했다.

치료경과

- 2009년 5월 1일 : 예전에는 조금만 움직여도 비가 오듯이 땀이 흘렀으나

1 生地黃 9g, 山藥, 山茱萸, 茯苓, 澤瀉, 牧丹皮 各3g, 知母, 黃柏 各 15g, 牡蠣 12g, 蒼朮 3g, 大棗 3枚

지금은 살 만하다고 하였다.

- 2009년 5월 21일 : 2일 전 날씨가 더워 목에서 땀이 흘렀으나 그 전까지는 거의 흘리지 않았으며 현재는 수면 중에도 땀을 많이 흘리지 않게 되었다고 하였다.

후기 및 고찰

환자는 그 후 더운 여름에도 그리 극심하게 땀이 나지는 않았다.

동원(東垣)에 의하면 소아의 도한(盜汗)은 혈(血)이 아직 부족한 것으로 치료할 필요가 없다고 하였으며 단계(丹溪)또한 생강을 피하는 것 외에 기타 치료는 필요없다고 하였으나 당귀육황탕(當歸六黃湯)의 처방을 언급하고 있다.[2] 필자도 소아의 도한은 치료의 필요성을 강조하고 있지는 않으나 한국의 식습관은 매운 음식을 자주 접하게 되므로 본문의 아이처럼 음혈부족(陰血不足)이 가중되어 음허도한(陰虛盜汗)의 형태로 진행되었을 때는 치료가 필요하다. 처방으로는 도한(盜汗)의 경중에 따라 향사육군자탕(香砂六君子湯), 당귀보혈탕(當歸補血湯), 당귀육황탕(當歸六黃湯), 지골피음(地骨皮飮), 육미지황탕(六味地黃湯), 지백지황탕(知柏地黃湯), 건령탕(建瓴湯) 등을 선용(選用)하는데, 때에 따라 삼황(三黃), 용모(龍牡), 대자석(代赭石), 마황근(麻黃根), 대조(大棗), 용안육(龍眼肉) 등을 가감하게 되며 뇌신경이상으로 인한 경우에는 풍지(風池), 내관(內關), 소부(少府), 삼음교(三陰交), 음릉천(陰陵泉) 등의 침구치료와 함께 기존의 뇌신경관련 처방에 청허열(淸虛熱)의 청호(靑蒿), 지골피(地骨皮), 은시호(銀柴胡)를 가미하는 것이 좋다. 중추신경이상으로 인한 도한(盜汗)은 췌술하지 않고 다음 기회에 서술하겠다.

2 醫部全錄, 汗門

한방 임상이야기

12

교통사고 후의 두통, 어지럼증

47세, 여자
진료일 : 2009년 1월 3일

환자는 2008년 11월 24일 측면추돌의 교통사고가 발생하였으며 당시 조수석에 앉아 있었는데 왼쪽 앞머리를 실내의 천정에 강하게 부딪혔다. 사고 후 미약한 오심과 오른쪽의 편두통이 발생하여 정형외과에서 3일 입원하였으며 퇴원 후 정형외과약물을 중단하니 다시 오른쪽 편두통이 발생하였다. 그래서 근처 한의원에서 한방치료(침구, 약물)를 1개월간 하였으나 증상이 개선되지 않아 지인의 소개로 내원하였다.

증상분석

환자의 현재 증상은 머리가 약간 어지러우면서 멍하고 가끔 오른쪽 편두통이 발생하여 통증이 너무 심할 때만 약물을 복약하고 있으며 오후가 되면 얼굴이 벌겋게 달아오르면서 어지럼증과 두통이 심해지곤 하였다. 이 외에 이전부터 추위를 탔지만 그게 문제는 없었다. 혈압은 110/60이었으며 두통이 있을 때 혈압을 측정하면 수축기혈압이 140 정도 되는 때도 있었다.

이에 교통사고 뇌진탕후의 담음(痰飮)으로 판단하여 반하천마백출산가미방(半夏天麻白朮散加味方)[1]을 처방하고 풍지(風池), 후계(後溪), 양릉천(陽陵泉),

1 半夏 6g, 天麻 15g, 蒼朮 6g, 茯笭 6g, 乾薑 6g, 黃芪 15g, 天雄 6g, 吳茱萸 12g, 葛根 15g, 甘草 6g, 大棗 3枚

태충(太衝)에 침구치료를 하였다.

치료경과

- 2009년 1월 22일 : 아직 진통제를 복용할 정도의 통증이 발생하지 않았다. 동일한 처방을 1일2회의 복용량으로 감소하였다.
- 2009년 2월 19일 : 현재까지 통증도 없고 온몸이 무기력한 느낌이 모두 소실되었다.
- 2010년 4월 13일 : 한의원이 이전한다는 소식을 듣고 진짜인지 확인하러 내원하였으며 현재까지 아무 이상 없이 잘 살고 있으니 이전하게 되면 꼭 연락을 달라고 하였다.

후기 및 고찰

이 증례는 가벼운 뇌진탕후 증후군(mild concussion syndrome)에 해당된다[2]. 이 증후군의 원인이 기능성인지, 기질적인지는 아직 확실하지 않으나 증상의 인과관계를 생각하면 기질적인 이상이 증상의 기저에 존재함을 확신할 수 있다. 그러므로 치료에 있어서 단순히 정신과적인 방면에서 접근하는 것은 이치에 맞지 않다.

뇌진탕 후의 증상은 다양하지만 영상검사에서는 정상소견을 보이므로 치료의 방향을 선택하기는 그리 쉽지 않다. 그러나 때로는 검사 시의 혈압이나 맥폭이 진단의 단서가 될 수도 있다. 혈압이 상승하였을 경우에는 진간식풍탕(鎭肝息風湯), 건령탕(建瓴湯), 지백지황탕(知柏地黃湯), 시호가용모탕(柴胡加龍牡湯)을 주로 사용하며, 혈압이 정상범위 혹은 미약하게 낮은 경우에는

2 대한신경손상학회, 신경손상학, 중앙문화사, 2002, 232-234

반하천마백출산(半夏天麻白朮散), 소반하가복령탕(小半夏加茯笭湯), 보양환오탕(補陽還五湯), 귀기건중탕(歸芪建中湯), 감맥대조탕(甘麥大棗湯), 계지가용모탕(桂枝加龍牡湯), 오수유탕(吳茱萸湯) 등을 수증가감한다.

금연 후의 금단증상

1962년생, 남자
진료일 : 2007년 5월 11일

환자는 건강한 남성으로 2주전에 금연을 한 후 갑자기 밥을 엄청나게 먹는 폭식증, 머리가 멍함, 소화장애, 심한 입 냄새가 생겼다. 그래서 니코틴 금단증상임을 알면서도 버텼으나 날이 갈수록 증상이 극심해지고 갱년기 환자처럼 우울하고 얼굴이 붉게 되어 도저히 살아갈 수가 없어서 내원하게 되었다.

증상분석

환자의 증상은 니코틴 금단증상으로 이전에 지속적으로 보충되던 니코틴에 의해 활성화되어 있던 니코틴콜린수용체의 흥분이 갑자기 줄어들면서 자율신경계가 극도로 문란하게 되어 발생한 증상이다. 환자의 증상이 급성적이기 때문에 이는 열증(熱症)에 해당되고 특히나 구고인건(口苦咽乾), 상열조열(上熱潮熱)의 증상이 있으므로 소시호탕가미방(小柴胡湯加味方[1])을 처방하고 약물 복용과 동시에 1일 2회 오전11시, 오후 5시 정도에 흡연을 하고 증상이 소실되면 다시 금연을 하라고 했다.

1 柴胡 6g, 黃芩 15g, 玄蔘, 半夏, 生薑, 大棗, 甘草 各 4.5g, 地骨皮 3g, 代赭石 9g : 小柴胡湯에 玄蔘을 사용하고 黃芩을 증량하고 淸虛熱의 地骨皮, 重鎭安神의 代赭石을 가미했다.

치료경과

환자는 복약 후 증상이 개선됨에 따라 1일 2회의 흡연도 모두 중단하여 완전한 금연에 성공하였다.

2008년 1월 5일 환자는 밤새도록 앉아 있은 후 우측 다리의 통증이 심하여 내원하였으며 이전의 금단 증상은 복약 후 급격하게 소실되었으며 금연에 성공했다고 알려줬다.

후기 및 고찰

니코틴의 장기간 사용(흡연, 씹는담배, 코담배)은 콜린계 수용체인 니코틴 수용체를 활성화시키고 결과적으로 니코틴 수용체의 숫자도 증가하게 된다. 이런 수용체의 활성화 및 증가는 혈압상승, 맥박증가, 혈류량증가, prolactine, growth hormone, vasopressin, α-endorphin, cortisol, ACTH등의 분비를 촉진시키고 중추신경계의 dopamine분비량을 상향조절한다.[2] 이처럼 상당한 역할을 하는 니코틴이 장기간 인체에 영향을 미치는 상황에서 갑자기 중단하면 당연히 극렬한 금단증상이 나타나게 된다. 이 환자의 경우처럼 금단증상의 급성기는 상초화열(上焦火熱)에 해당되며 만성기로 이행되면 기허겸유열(氣虛兼有熱)의 양상을 보이게 된다. 급성기에는 소시호탕(小柴胡湯), 단치소요산(丹梔逍遙散), 황연해독탕(黃連解毒湯), 건령탕(建瓴湯), 온담탕(溫膽湯), 방풍통성산(防風通聖散) 등에 조열도한(潮熱盜汗)이 있으면 지골피음(地骨皮飮)을 합방하고 매핵기(梅核氣)가 있으면 감맥대조탕(甘麥大棗湯) 또는 반하후박탕(半夏厚朴湯)을 합하고 성시(聲嘶)가 있으면 길경탕(桔梗湯), 청인리격

2 b. b. Lee, Y. B. Chae, Y. K. Kwon, C. H. Yang, M. R. Kim, K. J. Kim, Y. M. Seo, J. H. Kim, D. H. Hahm, H. J. Lee, K. H. Pyun, I. S. Shim. Pharmacological Action of Radix scutellariae on Nicotine-Induced Locomotor Activity and C-Fos Expression in rats. J of Korean Oriental Med 2005;26(3):1-12

탕(淸咽利膈湯)등을 합방할 수 있으며 만성기에는 보중익기탕(補中益氣湯), 십전대보탕(十全大補湯), 인삼양영탕(人蔘養榮湯), 대보음환(大補陰丸) 등등에 상기 가감법을 사용할 수 있다. 장기간 사용하던 음식, 약물, 기호식품을 갑자기 모두 중단하게 되면 인체는 그 부담을 감당하기가 힘들기 때문에 천천히 감량하는 것이 좋다.

14

눈을 돌리면 발생하는 극심한 두통, 현훈, 이명

31세, 여자
진료일 : 2006년 11월 23일

환자의 증상은 약 1주일 전에 나타난 증상으로 극심한 두통이 오른쪽 뒤통수, 옆머리, 오른쪽 이마에 발생하였으며 어지러움이 심했고, 구역질, 수면장애 등이 나타났으며 특징적으로 오른쪽 눈을 바깥쪽으로 굴리면 극심한 현훈이 나타나면서 기타 증상이 발생했다. 발작 당시 응급실에서 치료한 후 증상이 개선되는 듯하였으나 증상이 다시 원점으로 돌아와서 종합병원의 정밀검진을 받으면서 약물을 복용했으나 증상이 변하지 않아 한방치료를 하기 위해 내원하였다.

증상분석

오른쪽 눈을 바깥쪽으로 돌릴 때 나타나는 극심한 현훈, 두통, 오심, 눈의 초점이 잘 맞지 않는 것 같은 증상, 간헐적으로 나타나는 미약한 우측 이명은 명확하게 외진신경(제6뇌신경)의 이상을 의미하고 있으며 증상의 발생 당시 극심한 피로상황이었음을 참고하면 종양 등의 압박에 의한 것이 아니며, 바이러스에 의해 신경이 침범되었다면 현재 복약 중인 스테로이드에 반응이 있었어야 하는데 증상의 호전이 없었다. 그러므로 이 증상은 국소적 허혈상황에 의한 제6뇌신경의 마비에 해당되는 것으로 추론하고 반하백출천마탕가미방(半

夏白朮天麻湯加味方[1])을 처방하고 찬죽(攢竹), 사죽공(絲竹空), 승읍(承泣), 동자료(瞳子髎)에 간접구(間接灸)를 하고, 풍지(風池), 합곡(合谷)에 침구치료를 하였다. 환자에게는 치료에 상당한 시간이 걸릴 것임을 알리고 서양의학적인 각종 진단 및 치료를 병행해도 문제가 없으니 반드시 한방치료를 함께 할 것을 당부했다.

치료경과

- 2006년 12월 14일 : 조금만 힘들면 약간 어지럽다고 했다.
- 2007년 1월 8일 : 피곤하지 않으면 현훈도 없고 일상생활에 문제가 없으나 가끔 눈의 초점이 맞지 않는다고 하였다.
- 2007년 1월 26일 : 현훈과 이명이 개선되었으나 가끔 오른쪽 눈 주위가 아프다고 했다.
- 2007년 2월 8일 : 오른쪽 귀의 이명이 크게 개선되어 잘 느끼지 못하나 아이를 키우느라 많이 움직이면 눈의 초점이 잘 맞지 않는 것 같다고 했다.
- 2007년 2월 22일 : 현훈이 개선되어 눈을 굴려도 크게 어지럽지 않다고 했다.
- 2007년 3월 3일 : 최근에 증상이 거의 사라진 것 같아서 운동을 시작했는데 운동을 하면 아주 약한 어지럼증이 나타나곤 하는데 참고 견딜 만 하다고 했다.
- 2007년 4월 13일 : 환자는 음악을 하는 관계로 최근 연주회 연습과 운동을 많이 하지만 크게 어지럽거나 하지 않다고 했다.

이에 약물 및 침구치료를 종료하였다.

---

1 黃芪 24g, 半夏, 白朮, 茯笭, 澤瀉, 陳皮, 麥芽, 神曲, 乾薑, 黃柏, 甘草 各 4g, 當歸 3g, 天雄(黑附子), 天麻 各 8g, 銀杏葉 15g, 丹蔘 6g, 全蝎 6g, 白殭蠶 9g

후기 및 고찰

이후 환자의 증상은 재발하지 않고 있다.

환자의 증상은 전형적인 제6뇌신경(IV) 완전 장애의 증상을 나타내지는 않고 있었으나 발병당시에 나타난 오른쪽 눈의 외전시 나타나는 현훈, 두통은 제6뇌신경 장애를 의미하는 것이다.[2] 물론 동안신경(III)의 장애도 의심할 수 있었으나 안구의 외측 운동시 주증상이 모두 나타났다.

뇌신경의 마비는 일반 말초신경마비와는 전혀 성격이 다르다. 말초신경마비는 기허양허(氣虛陽虛)인 반면에 뇌신경은 손상의 깊이가 차원이 다르게 깊기 때문에 자연적인 경과로 회복되지도 않고 치료를 시작해도 최소 6개월이 지나면서 개선되기 시작하는 경우가 많으며 때로는 수년간의 치료가 필요한 경우도 있다.

그런데 신경마비의 치료와 부가적으로 얻은 결과는 이 환자가 출산 후 탈모가 진행되어 정수리가 훤하게 되었는데 약 5개월간의 치료 후에 출산 전보다 머리가 훨씬 더 많아 졌다는 것이다. 산후 휴지기 탈모는 계지가용골모려탕(桂枝加龍骨牡蠣湯)의 증(證)일 경우가 많은데 장기간의 보양(補養)으로 탈모도 해결었다.

---

2 이광우, 정희원 편저, 임상신경학, 고려의학, 1997, p239

턱관절통과 혼동되는 삼차신경통

15

32세, 여자
진료일 : 2008년 12월 8일

환자는 수년 전 좌측 턱관절 및 윗 치은에 통증이 발생하여 치과에서 치료를 하였으나 통증이 개선되지 않았고, 심할 때만 진통제를 복용하면서 지냈다. 그러다가 약 2년 전 과로 후 통증이 더욱 심해져 대학병원 신경과에서 삼차신경통으로 진단되어 통증클리닉에서 왼쪽 목과 얼굴에 주사를 맞았으나 증상이 개선되지 않아 진통제를 복약하기 시작했으며 턱관절치료로 유명한 한의원에서 2개월 동안 한방 침구 및 약물치료를 했으나 호전되지 않자 치료를 포기하고 진통제만 복용하고 있다가 지인의 소개로 내원하였다.

증상분석

환자는 좌측 윗 쪽의 치은에서 통증을 느끼고 있었으며 턱을 개합하게 되면 미약한 관절음이 있었으나 관절음과 통증이 동시에 나타나지는 않았다. 통증의 양상은 왼쪽 얼굴, 왼쪽 위 어금니 3개의 잇몸, 왼쪽 턱관절 안쪽, 왼쪽 귀 위(角孫穴 주위), 왼쪽 뒷목(風池穴로부터 상행하는 통증) 등에 찌르는 것 같은 통증이 하루에도 수 십 회 나타났으며 진통제의 효과는 복약 초기에는 2, 3시간 지속되었으나 최근에는 1시간도 지속되지 않았다. 아침에 기상 후에는 턱을 벌리기가 힘들 정도이지만 시간이 지나면 조금 나아지기를 반복하고 있었다. 턱관절교정술이 효과적이라고 하여 상당한 금액을 들여 치료를 했으나 증상은 호전되지 않았다. 이에 양명경한비(陽明經寒痺)로 판단하여 귀기건중탕가미방(歸芪健中湯加味方)[1]을 사용하고 풍지(風池), 청회(聽會), 관료(關髎), 지창(地倉), 협거(頰車), 합곡(合谷), 족삼리(足三里)에 침구치료를 3일 1회 병행하였다.

치료경과

- 2008년 12월 27일 : 2일전 무김치를 먹다가 오른쪽 턱관절이 찡하였다. 왼쪽 턱의 통증은 조금 감소하였다.
- 2009년 1월 15일 : 한약 복약 후 현재까지 진통제를 전혀 복약하지 않을 정도로 통증이 감소하였으나 아침이 되면 왼쪽 턱관절이 뻑뻑하고 당기는 듯한 느낌이 있었다.
- 2009년 2월 21일 : 2 주 전에 갈비를 뜯은 후 약간의 통증이 있었으나 금방 소실되었으며 신경 쓰일 정도의 통증은 거의 나타나지 않았다.
- 2009년 12월 1일 : 금년 7월 매우 과로를 한 후 불면증이 생겼고, 1개월에 월경이 2회 정도 나와 부인과의 검진을 받고 내원하였다. 당시 좌측 턱관절의 통증을 물으니 가끔 피곤하면 아주 조금 느낌이 있지만 이전의 극심한 통증은 나타나지 않고 있었다.

후기 및 고찰

삼차신경통(trigeminal neuralgia)은 협통(頰痛), 면통(面痛), 면유풍(面游風, 신경과적인 風症), 치조풍(齒槽風) 등의 범주에 속한다. 원발성 삼차신경통은 중추신경이상설, 뇌내 삼차신경 주변의 동정맥류, 혈관이상 등으로 인한 삼차

---

1 黃芪 18g, 天雄 9g, 葛根 9g, 當歸 2g, 乾薑 3g, 黃芩 3g, 蒼朮 3g, 肉桂 6g, 赤芍 6g, 人蔘 3g, 甘草 4g

신경의 탈수초변성, 삼차신경핵의 비정상 전위 등 여러 학설이 분분하다. 속발성 삼차신경통은 교소뇌각, 뇌저 지주막염, 종양, 비인강암 및 전이암, 뇌수막염, 뇌간경색, 다발성경화증 등에 의해 삼차신경의 감각신경근 또는 척수내 감각신경핵에 경련성 통증이 나타나는 것을 말하며 보통 삼차신경 부근 조직 구조의 손상과 삼차신경 자체의 기능상실이 병행된다.[2]

대부분의 경우에는 기혈양허(氣血兩虛)의 한비(寒痺)에 해당되지만 종양 및 기타 질환의 가능성도 있으므로 우선 여러 질환의 가능성을 배제한 후 치료하는 것이 좋다. 하지만 가장 많은 유형은 혈액순환부전에 의한 삼차신경의 탈수초성 변화이며, 기허겸양허(氣虛兼陽虛)의 귀기건중탕(歸芪建中湯), 보중익기탕(補中益氣湯), 사역탕(四逆湯), 보양환오탕(補陽還五湯)을 사용하고 지창(地倉), 협거(頰車), 관료(顴髎), 찬죽(攢竹), 사죽공(絲竹空), 하관(下關), 두유(頭維), 각손(角孫), 청궁(聽宮), 이문(耳門), 풍지(風池), 합곡(合谷) 등의 혈위(穴位)를 사용하고 때로는 간접구(間接灸) 및 온침(溫鍼)을 사용하여 장기간 치료하면 개선된다. 그러나 때로는 미세 종양의 가능성도 있으므로 치료에 신중을 기해야 한다.

---

2 이광우 편저, 임상신경학 제4판, pp219-221, E.Public, 2006

성인 여성의 구안와사

38세, 여자
진료일 : 2007년 8월 28일

환자는 1주일 전부터 오른쪽 귀에 통증이 생겨서 내과에서 약물(미상)을 복약하였으나 2일 전부터 오른쪽 안면의 움직임이 이상하게 되는 것 같아서 내원하였다. 환자의 얼굴은 입술이 왼쪽으로 약간 돌아가면서 오른쪽 입술의 끝이 아래로 처져 있었고 밥을 먹으면 오른쪽 입으로 물이 새어 나왔으며 눈의 개폐가 완벽하지 않아 결막염도 함께 있었다.

증상분석

환자의 우측 안면에 발생한 구안와사는 일명 bell's palsy라고 하는 비교적 흔한 안면신경마비로 추정되었으며 발열, 전신통, 기침, 콧물 등의 외감(外感) 증상은 없었으므로 이미 바이러스의 활동기는 지나서 만성기로 전화된 것으로 진단하였다. 이에 보양환오탕가미방(補陽還五湯加味方)[1]을 처방하고 풍지(風池), 합곡(合谷), 족삼리(足三里)에 침구치료를 하고 청궁투협거(聽宮透頰車), 청궁투사죽공(聽宮透絲竹空), 청궁투하관(聽宮透下觀), 지창투협거(地倉透頰車), 사죽공투어요(絲竹空透魚腰), 찬죽투어요(攢竹透魚腰), 찬죽투정명

1 補陽還五湯(修訂方): 黃芪 24g, 當歸, 川芎, 赤芍, 丹蔘, 銀杏葉 各 4.5g : 加 乾薑 6g, 肉桂 9g, 黃芩 6g, 人蔘 3g
補陽還五湯(醫林改錯): 黃芪4兩, 當歸尾2錢, 赤芍1錢半, 地龍1錢, 川芎1錢, 紅花1錢, 桃仁1錢

(攢竹透睛明)의 침법과 함께 각 혈위에 간접구(間接灸)를 하였다.

치료경과

- 2007년 9월 4일 : 우측 안면마비가 개선되기 시작하였으며 어제 저녁에 복약 후 귀가 막히는 느낌과 미약한 난청(높은 소리에서 조금 덜 들리는 것 같은 증상)이 갑자기 나타났다 소실되었다.
- 2007년 9월 10일 : 입술을 동글게 말아서 '오' 발음을 할 수 있게 되었다.
- 2007년 9월 29일 : 우측안면과 좌측안면의 동작이 완전하게 되어 치료를 종료하였다.

후기 및 고찰

그 후 환자의 안면마비는 완전히 정상으로 회복되었으며 후유증도 전혀 없었다. 오랜 시간 후에 나타나는 안면마비후유증도 2년이 지나도록 발생하지 않았다.

한방임상에서 흔히 접하게 되는 안면신경마비(외상성, 종양성, 중추성, 대상포진성 등에 의한 마비는 제외함)는 치료가 상당히 간단해 보일 수도 있으나 손상된 신경의 심도에 따라 때로는 불수의적인 안면근경련, 구순운동과 안검개폐의 일체화, 불완전마비 등의 후유증이 남을 수도 있다. 전신통, 귀 뒤 또는 예풍혈(翳風穴), 천주혈(天柱穴)의 극심한 통증, 기침, 재채기, 발열, 복통, 구토 등의 외감(外感)이 있으면 대청룡탕(大青龍湯), 각종 패독산(敗毒散), 갈근금연탕(葛根芩連湯) 등 그 증상에 따른 치료가 위주가 되며 이런 증상이 모두 없거나 신경과의 고용량 스테로이드치료에도 반응하지 않은 경우에는 귀기건중탕(歸芪建中湯), 당귀보혈탕합사역탕(當歸補血湯合四逆湯), 보양환오탕(補陽還五湯) 등에 인삼(人蔘)을 가미하고 경련이 동반될 경우에는 견정산(牽正

散)을 합방한다. 치료기간은 교과서적으로는 대략 4~6주 정도라고 되어 있으나 현재 한국의 의료상황에서 환자들은 신경과의 치료 후에 내원하는 경우가 대다수이므로 치료기간을 산정하는 것은 무리가 있다. 즉 이미 신경의 급성 염증단계는 지나서 퇴행성 위축기 또는 스테로이드에 의한 이차적인 손상이 진행된 이후에 한의원에 오는 경우가 많으므로, 외감(外感)보다는 기허겸어혈(氣虛兼瘀血), 신양허(腎陽虛)에 해당될 확률이 비교적 높을 수 있다는 것에 유의해야 한다. 특히 1, 2개월 내에 회복되지 않을 경우에는 이미 신경이 탈수초화되었을 것으로 판단하고 장기간 치료해야 할 것을 생각해야 한다. 신경의 재생은 비록 말초신경이라고 하더라도 수개월에서 1년 이상의 치료가 필요하다. 자연치유를 기다리는 방식의 치료는 환자에게는 대단히 미안한 방법이며 자연치유확률도 그리 높지 않다. 이 질환은 비교적 흔한 질환이라서 그런지는 모르지만 의사들이 간단하게 생각하는 경향이 있다. 신경학 책에 있는 몇 줄의 지식으로 환자를 상대하면 절대로 안 된다. 의사에게는 안면마비가 원인, 치료기간, 예후 등이 간결한 질환이지만 때로는 생각보다 만만하지만은 않은 질환이므로 한의사, 양의사를 막론하고 신중해야 한다. 입장을 바꿔서 생각해 보면 당황스럽기 그지없는 상황이 오늘도 일어나고 있다. 3권에서 그 당황스러운 증례들을 기재할 예정이다.

약 6개월의 치료 후 개선된 경추 추간판탈출증

50세, 여자
진료일 : 2007년 6월 18일

환자는 도배를 하는 중년여성으로 2006년 10월 경기도 마석에서 일을 한 후 왼쪽 어깨, 팔꿈치, 1, 2번째 손가락의 저림 및 찌르는 듯한 통증이 발생하여 통증클리닉에서 신경치료를 하였으나 통증이 개선되지 않았으며 지속적인 한방치료 및 정형외과 치료에도 호전되지 않아 고민하다가 경추 MRI촬영을 하니 경추 5~6, 6~7의 디스크탈출 및 퇴행성변화가 확인되어 다시 통증주사를 맞았지만 증상이 변하지 않았으며, 오빠가 경추 추간판 탈출로 3회씩이나 수술해도 증상이 호전되지 않는 것을 보고는 겁을 먹고 본원에 내원하였다.

증상분석

환자는 주간과 야간에 가만히 있거나 피곤하면 더욱 심해지는, 왼쪽 어깨, 왼쪽 팔 전체, 왼쪽 1, 2번째 손가락에 발생하는 찌르는 듯한 통증을 호소하였으며 아직 근육의 소실은 없었다. 이에 상당히 진행된 대장경한비(大腸經寒痺)로 진단하여 귀기건중탕가미방(歸芪健中湯加味方)[1]을 처방하고 풍지(風池), 수삼리(手三里), 합곡(合谷)에 침구치료를 했다.

1 黃芪 18g, 乾薑 9g, 天雄 9g, 赤芍藥 6g, 肉桂 6g, 黃芩 6g, 蒼朮 6g, 甘草 5g, 大棗 3枚, 葛根 9g 人蔘 3g 沖服

치료경과

- 2007년 7월 2일 : 야간의 통증은 개선되었으나 낮 동안의 비통(痺痛)은 여전하였다. 황기(黃芪)를 24g으로 증량했다.
- 2007년 8월 6일 : 상완부의 비통은 소실되었으나 가끔 왼팔 전체가 저려온다고 하였다.
- 2007년 9월 10일 : 평상시에는 왼쪽 팔저림이 없으나 가끔 왼쪽으로 누우면 팔이 저리려고 했다. 肉桂를 9g로 증량하고 마황(麻黃)을 3g 가미하였다.
- 2007년 10월 1일 : 최근 2주 전에 일을 많이 한 후 좌측 곡지혈(曲池穴)에서 합곡혈(合谷穴)까지 비통이 강해졌다. 마황(麻黃)을 6g으로 증량하고 황기(黃芪)를 30g으로 증량하였다.
- 2007년 11월 12일 : 왼쪽 팔의 저림은 거의 없어졌으나 팔을 많이 쓰면 손의 힘이 약해지는 느낌이 나타나곤 했다. 그러나 근육의 소실은 없었다.
- 2007년 12월 4일 : 왼쪽 손저림은 없었으나 가끔 피곤하게 일을 한 후에 목을 뒤로 젖히면 등이 약간 빼근하다고 하였다.
- 2007년 12월 31일 : 최근에는 손저림은 없으나 먼 곳으로 일을 다니면서 약 4시간 출퇴근하니 가끔 어지럽다고 하였다. 처방에 천마(天麻) 9g을 추가하였다.

후기 및 고찰

그 후 환자는 2008년 6월 9일 내원하였으며 당시 왼손 저림은 소실되었고 경항부의 어떠한 자세에서도 통증이 발생하지 않았다. 그 후 2008년 12월까지 고된 작업으로 양쪽 주관절의 통증으로 내원하곤 하였으나 이전의 통증은 재발하지 않았다.

경추디스크탈출증은 대부분 외상, 일상생활의 만성적인 손상, 퇴행성 변화 등으로 발생하며 소수에서는 종양으로 인한 경우도 있다. 한방임상에서 흔히 접하는 경우는 응급을 요하는 상황은 적고 대부분 한비(寒痺)에 해당되는 신경전도저하의 유형이 많다. 여러 가지 처방이 있겠지만 한응(寒凝)을 제거할 수 있는 처방은 모두 어느 정도 효과를 보일 수 있다. 만약 극심한 통증으로 일상생활이 힘들거나 부분적인 마비가 발생한 경우에는 급히 수술적 감압술을 하고 그 후에 한방치료를 하는 것도 좋은 방법이다. 그러나 이미 근육의 탈실이 발생한 경우에는, 만약 통증이 심하면 감압수술을 하고 다시 한방치료를 하거나, 비록 시간이 걸리더라도 한방 단독치료를 할 수도 있다.

한방 임상이야기

18

사고 후의 왼쪽 시력이상

50세, 여자
진료일 : 2008년 6월 3일

환자는 2008년 3월 28일, 은행의 자동문이 내려오는데 급한 마음에 뛰어 들어가다가 왼쪽이마를 자동문에 부딪힌 후에 증상이 발생했다. 그 증상은 온몸이 아프고, 머리가 아프고, 미식거리고 토할 것 같고, 고개를 들면 어지럽고, 머리꼭대기에서 열이 나고, 가슴이 두근거리고, 잠잘 때 손발에 쥐가 나고, 손이 떨리고, 특히 왼쪽 눈이 뿌옇게 보이고 거리감이 없어서 운전을 잘 못하며 야간운전에는 거의 보이지 않는다고 하였다. 두부 MRI, 안과적 소견은 모두 정상이었다.

증상분석

환자의 이런 장황한 증상은 경미한 뇌 외상 후에 발생하는 증후군으로 뇌진탕 후 증후군(post-concussion syndrome, PCS)[1]이라고 하며 두통, 현기증, 기억장애, 집중장애, 자극과민성, 불면, 피로 등의 일련의 증후군의 일종이며, 좌측시력의 이상은 국소 신경의 이상전도에 의한 것으로 뇌신경손상으로 판단되지는 않았다.

이에 한의학적으로 담궐두통(痰厥頭痛)으로 진단하여 비위론(脾胃論)의 반

1 大韓神經損傷學會, Neurotraumatology, 중앙출판사, 2002; pp232-239

하백출천마탕(半夏白朮天麻湯[2], 天麻 15g)을 처방하고 양측 풍지(風池), 환측 찬죽(攢竹), 사죽공(絲竹空), 합곡(合谷), 태충(太衝)에 침구치료를 했다.

치료경과

- 2008년 6월 26일 : 두통이 개선되었다.
- 2008년 7월 24일 : 왼쪽의 시력이 개선되어 야간에 운전을 할 수 있게 되었으며, 글씨를 쓰면 글씨가 똑바로 써지고 현훈의 발작 횟수가 상당히 감소하여 현재는 고개를 들어도 가끔 약간 어지러우려고 하다가 만다고 하였다.

후기 및 고찰

그 후 어지럼증, 두통, 왼쪽 시력저하 등의 증상은 모두 소실되었으며 2009년 4월 축농증으로 2개월 간 고생하다가 내원하였다.

뇌의 외상 후 증후군은 다양한 증상들이 동반된다. 가볍게는 상처부위의 통증이나 미약한 두개골 함몰에서부터 간질, 편마비, 신지장애에 이르기까지 각종 뇌신경증상이 나타날 수 있다. 한방치료를 시작할 시기에는 이미 급성기를 지나서 내원하는데 때로는 만성 경막하 출혈의 가능성을 내포하고 있기 때문에 치료 중간 중간에 증상개선여부를 반드시 확인해야 한다.

급성기에는 뇌압, 혈압의 상승, 출혈의 유무로 만약 높다면 실열(實熱) 겸 어혈(瘀血)의 원융사물탕(元戎四物湯), 방풍통성산(防風通聖散), 통도산(通導散)[3], 당귀수산(當歸鬚散)에 천마(天麻), 복령(茯苓), 택사(澤瀉), 대황(大黃)을

2 -1. 脾胃論: 半夏, 天麻, 白朮, 黨參或人參, 黃芪, 茯笭, 澤瀉, 蒼朮, 陳皮, 神麴, 麥芽, 黃柏, 乾薑
-2. 醫學心悟: 半夏, 天麻, 茯笭, 白朮, 橘紅, 甘草, 生薑, 大棗

3 矢數格, 漢方一貫堂醫學, 의방출판사, 2006;61

증상에 따라 가미하고 급성기가 지나고 만성기에 진입하는 단계에서는 보양환오탕(補陽還五湯)의 의미로 황기(黃芪)와 은행엽(銀杏葉), 단삼(丹蔘)을 가미하고 증상에 따라 인삼(人蔘), 삼칠(三七), 천마(天麻), 오수유(吳茱萸), 대황(大黃), 복령(茯笭), 택사(澤瀉) 등을 가미하며 이미 상당기간 지나고 만성화되어 지속적이며 간헐적인 뇌신경경련의 증상(안면경련, 간질, 두통, 현훈, 의식손실)이 나타나면 반하백출천마탕(半夏白朮天麻湯)에 이기거풍산(理氣祛風散)을 합하고 삼칠(三七), 은행엽(銀杏葉), 단삼(丹蔘)을 가미하며 한어(寒瘀)가 심하다면 사역탕(四逆湯)을 합(合)하기도 한다.

19

어지럼증과 말이 느려짐

56세, 남자
진료일 : 2009년 1월 2일

환자는 약 20일 전 아침에 일어났는데 심한 어지러움과 혀가 마비된 것 같은 느낌이 발생했다. 그러나 일시적인 피로로 생각하고 정상적인 생활을 하였으며 어지럼증은 천천히 개선되었으나 아침에 일어나면 말이 느리고 둔하게 되어 내원하였다.

증상분석

환자의 증상은 혓바닥의 미각과 통각에는 문제가 없었으며 아침에만 말이 어둔할 뿐 시간이 지나면 개선되곤 하였다. 그 밖에 혈압 및 각종 정기검진에서 이상이 발견된 것은 없었다. 단지 매일 소주 2병씩 음주를 하고 있었다. 일단 신경과의 검진을 받은 후 치료를 하기로 하고 소견서를 작성하여 대학병원에 의뢰하였다.

치료경과

- 2009년 3월 20일 : 환자는 대학병원의 신경과에서 각종 검사를 하였으나 특별한 이상이 발견되지 않아 신경안정제와 영양제를 처방받아 복용했지만 증상이 개선되지 않아 다시 내원하였다. 당시의 증상은 병원에 가기 전과 비슷하였으며 주치의가 금주하라고 하였으나 직업상 가끔 술을 먹

는데 술을 먹고 나면 다음날 아침 말이 더 꼬인다고 하였다. 기타 항상 목이 뻐근하였으며 다른 유의할 만한 증상은 없었다. 대소변은 정상적이었고 설질담미백태(舌質淡微白苔), 맥현(脈弦)하였다. 이에 온담탕가미방(溫膽湯加味方)을 2주분 처방하고 경과를 보기로 하였다.

- 2009년 5월 6일 : 환자는 이전의 처방을 복약한 후 모든 증상이 소실되었으나 복약을 완료한 1주일 후부터 다시 증상이 천천히 나타나기 시작하여 복약 전의 상태로 회복되어 내원하였다. 이에 뇌신경의 이상으로 판단하고 반하천마백출산가미방(半夏天麻白朮散加味方)[1]을 처방하였다.
- 2009년 6월 17일 : 환자는 복약 후 혀가 돌아가는 증상이 대부분 소실되었다고 매우 좋아했다. 이에 복약 횟수를 1일 2회로 감량하였다. 금주를 권고하였으나 술은 매일 소주 2병씩 마시고 있었다.
- 2009년 8월 7일 : 가끔 혀끝에만 미약한 둔함이 있었으며 자주 느끼지는 못한다고 하였다.
- 2009년 12월 21일 : 오랜 만에 내원한 환자의 상태는 가끔 아주 피곤하게 일(건축)을 하면 혀끝이 아주 살짝 아프기만 하다고 하면서 추운 곳에서 일을 하니 겨울 좀 잘 지내게 보약이나 달라고 했다. 이에 동일한 처방을 하였다.

후기 및 고찰

그 후 환자는 문제없이 잘 지내고 있으며 가끔 가족들이 이런저런 문제를 상의하기 위해 연락하고 있다.

이 환자의 경우 처음에는 음주로 인한 영양신경병증(wernicke-korsakoff

---

1 黃芪 18g, 天麻 12g, 白朮, 蒼朮, 茯笭, 澤瀉, 陳皮, 麥芽, 神曲, 乾薑 各 4g, 當歸 2g, 天雄 6g, 人蔘粉 3g(沖服), 甘草 6g

syndrome)[2] 또는 뇌간의이상, 대후두공을 통한 탈출, 신경정신과적인 이상 등을 의심하여 대학병원 신경과에 의뢰하였으며, 당시의 검사(MRI, MRA, 혈액검사 등)에서는 이상을 찾을 수가 없었다. 그러나 증상이 지속되어 뇌간부의 허혈성 이상으로 인한 설인신경(IX)의 기능저하로 판단하고 반하천마백출산(半夏天麻白朮散)에서 기혈순환을 강하게 하기 위해 황기(黃芪)를 증량했다. 복약 후 빠르게 증상이 개선되었으며 치료 후 장기간 추적에도 이상이 없었다.

2 이광우, 임상신경학, pp769-771, E*PUBLIC, 한국, 2006

20

밀러피셔증후군(Miller-Fisher syndrome)

여자 57세

진료일 : 2011년 6월 14일

환자는 다름 아닌 필자의 모친으로 -모친은 아들을 명의(名醫)로 만들고 싶으신지도 모르겠다- 꿈에도 생각하기 싫은 병이 모친께 찾아왔다. 환자는 최근 수개월 동안 밤에만 목이 아프고 기침이 조금씩 있어서 계속 이비인후과 치료를 받았지만 증상이 소실되지 않았으며 발병 1주일 전부터는 가끔 어지럼증이 발생하였다. 당시 필자는 한의원을 이전한지 얼마 되지 않아 한의원 안정에 전력하고 있어 어머님의 상황에는 관심을 둘 여력이 없었으며 그냥 가벼운 감기 후유증이거니 하고 방치하였다. 그러다가 2일 전 저녁부터 극심한 현훈, 오심이 나타나고 좌측안검이 하수되었다고 급하게 연락이 왔다. 당시의 판단으로 뇌경색, 뇌종양을 의심하고 즉시 MRI, MR angio를 하였으나 이상이 발견되지 않았지만 신경학적인 증상을 보이고 있었고 검사 당일에도 점차적으로 좌측안검이 하수되는 것만이 아니라 우측안검도 하수되고 양측의 안구동작이 마비되었으며 좌측 하지의 동작이 불가능하고 극심한 현훈이 나타나기 시작하여 길랑바레증후군(guillain-barre syndrome)을 의심하고 필자가 외래교수로 있는 대학병원으로 즉시 이송하였다.

당일 주치의의 진단으로 밀러피셔증후군(Miller-Fisher syndrome)이라고 하였으며 혈액검사에서는 ferritin 182.2(13-150), IgG 1079(916-1796), glucose 239, CK 694(24-31), CK-MB 9.0(0-5.0)의 염증의 소견을 보이고 있

었다. 이 정도의 면역반응에서는 IVIG의 사용이 없을 것이라고 예상하였으며 주치의사도 비록 IVIG를 사용할 수 있지만 호흡근의 이상이 없는 상황에서 IVIG를 사용할 경우 장기적인 면에서는 효과에서 차이가 없다고 설명하고 만약 증상이 더욱 진행될 경우에 사용을 고려하겠다고 말하였다.

증상분석

환자의 안구마비, 안검하수, 보행실조, 좌측하지의 건반사소실, 극심한 현훈과 함께 혈액검사상의 염증소견, 그러나 발열이 없고 야간에 전신의 통증이 있는 점 등으로 소양열(少陽熱)로 판단하였으며 현재의 증상진행을 우선은 정지해야만 자가면역반응에 의한 뇌간의 신경핵파괴를 최소화할 수 있다고 판단되었으며 병원에서는 항불안제, 혈압강하제, 소화제, 스테로이드 등을 투여하고 있었다. 한약과 이들 약물과의 상호영향은 없으므로 그대로 복약하도록 하였다. 처방은 소시호탕가미방(小柴胡湯加味方)[1]을 2일분씩 처방하면서 증상의 변화를 추적하여 변경하기로 했다.

치료경과

- 2011년 6월 16일 : 안검하수가 약간 개선되어 눈동자를 가리고 있던 안검을 약간 올릴 수 있게 되었다. 이에 황기(黃芪 9g)를 가미하였다.
- 2011년 6월 18일 : 우측 안구동작이 미약하나마 개선되어 좌우로 움직이기 시작하였다.
- 2011년 6월 21일 : 한약을 먹고 눈을 감고 누워 있으면 눈에서 진물이 나오게 되고 그 후에는 눈을 돌리기가 부드러워진다고 하였다. 황기(黃芪

1 柴胡 12g, 黃芩 18g, 半夏 15g, 丹蔘 9g, 青蒿 18g, 知母 6g, 地骨皮 18g, 天麻 15g, 生薑 9g, 石膏 30g

15g)를 증량하였다.

- 2011년 6월 28일 : 어지럼증이 약간 감소하였고 혼자서 발걸음을 뗄 수 있게 되었다. 건강(乾薑) 2g, 천웅(天雄, 黑附子) 2g, 인삼(人蔘) 2g을 가미하였다. 성격이 급하신 어머님은 10일 동안만 입원하시고 주위의 반대를 물리치고 퇴원하셨다.
- 2011년 7월 4일 : 자낙스(Xanax)를 중단한 후 불면증이 심하게 나타나 다시 복용하였다.
- 2011년 7월 14일 : 큰 거울에 비친 자신의 모습을 볼 수 있게 되었다. 이전에는 거울로 자신의 얼굴을 보면 코뿔소의 코가 하나가 있듯이(모친의 설명이다.) 눈이 하나로 보였으나 어제부터는 눈가의 주름까지 분명하게 보이기 시작했다. 황금(黃芩)과 황연(黃連)을 9g으로 감량하고 천웅(天雄)을 6g으로, 건강(乾薑)을 6g추가하였다.
- 2011년 7월 21일 : 처음에 집을 나서면 잘 보이지만 주시해야 할 물체들이 많아지면 현훈과 복시가 나타나곤 하였다. 또한 두 눈으로 물체를 보면 복시가 나타났다. 황금(黃芩)과 황연(黃連)을 각6g으로 감량하고 천웅(天雄)을 9g으로 증가시켰다.
- 2011년 8월 1일: 실내보행에서는 전혀 문제가 없을 정도로 개선되었으며 약 4m 앞까지(횡단보도 반대편)는 정확하게 보이기 시작했으나 미약한 변비가 나타났다. 이에 황기(黃芪)를 24g으로, 천웅(천웅)을 12g으로 증량하고 대황(大黃) 3g을 추가하였다. (사진참조)
- 2011년 8월 11일 : 횡단보도 건너편에 있는 사람의 얼굴을 정확하게 볼 수 있게 되었다.
- 2011년 8월 19일 : 안구운동이 상하좌우로 가능하게 되었으며 운전을 비롯한 모든 활동에 영향이 없었으나 친구들과 장시간 놀고 난 후에는 눈

이 많이 피곤해진다고 하였다. 처방을 보중익기탕가미방(補中益氣湯加味方[2])으로 변경하였다.

- 2011년 8월 30일 : 모든 생활에 문제가 없으며 가끔 피곤하면 혈당이 약간 상승한다고 하였다. 상백피(桑白皮) 15g을 추가했다. (사진참조)

후기 및 고찰

2012년 11월 현재도 모친은 매우 즐겁게 생활하고 계신다.

현재까지의 보고에 의하면 밀러피셔증후군(miller-fisher syndrome)은 길랑바레증후군(guillan-barrre syndrome)의 아형으로 알려져 있으며 원인은 바이러스, 자가면역의 기전이 관여되어 있으며 초기에는 각종 바이러스 및 자가면역의 소견이 lab을 통해 확인된다. 치료는 초기에는 스테로이드, 면역억제제 또는 IVIG로 면역을 조절하는 방법을 사용하여 치료하며 대부분의 환자에서 예후는 양호하다고 하지만[3] 때로는 급성기의 호흡근마비에서 회복되어도 여러 말초신경장애가 지속되는 경우도 적지 않다. 밀러피9셔증후군(miller-fisher syndrome)의 경우도 대부분은 완전회복이 되지만 이 질환은 뇌간의 신경핵에 관련된 질환이므로 만약 뇌간신경핵이 상당부분 파괴되었을 경우에는 증상이 지속될 수도 있고 아무리 한의학이 뛰어나더라도 치료에 반응하지 않을 수도 있으며 뇌신경의 재생에는 수많은 시간이 필요하므로 치료를 시작하기조차 어려운 경우가 많다. 그러므로 질병발생 초기부터 적극적인 한방치료가 필요함을 모친의 사건으로 확실하게 체득할 수 있었다.

한방임상에서는 길랑바레, 밀러피셔증후군은 외감(外感)의 양상으로 시작되는데 특히 길랑바레증후군은 급성 장염과 유사하여 갈근금연탕(葛根芩連

2 黃芪 30g, 丹蔘, 陳皮, 柴胡, 升麻, 甘草 각 4.5g, 當歸 3g, 人蔘粉沖服 3g

3 이광우 편저, 임상신경학, 고려의학, 2006, p613-615

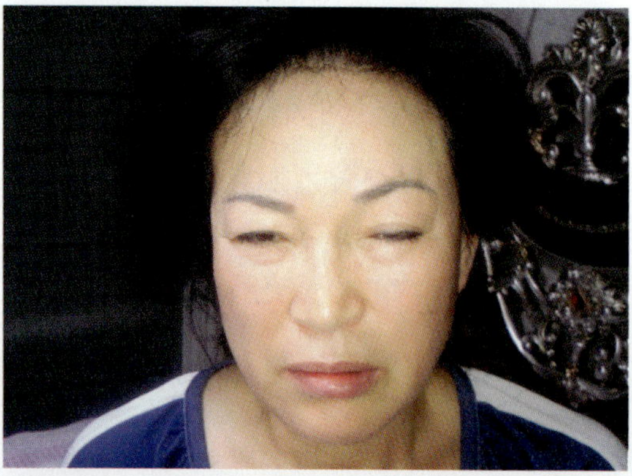

◀ 2011년 6월 12일: 양측 안검하수, 양측 안구동작마비, 좌측 하지운동실조 건반사소실, 극심한 두통 및 현훈

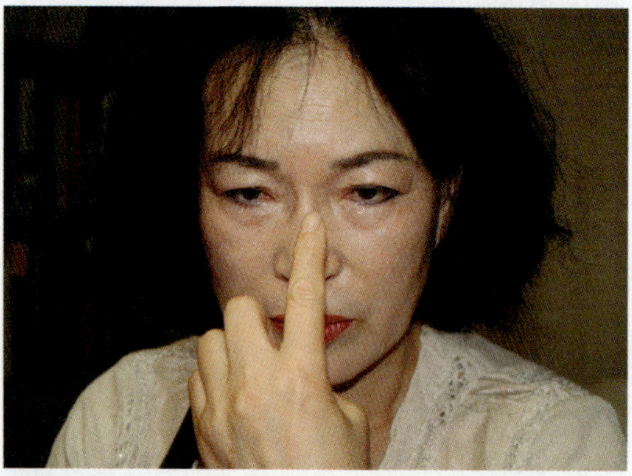

◀ 2011년 8월 1일: 양측의 안검하수와 보행실조, 건반사이상, 극심한 현훈은 소실되었으나 안구마비는 개선되지 않은 상태

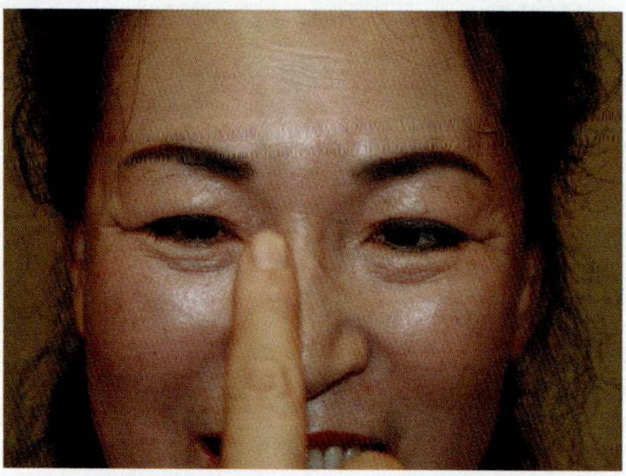

◀ 2011년 8월 31일: 안검의 하수, 안구동작 등의 모든 증상이 소실되어 정상적인 생활을 할 수 있게 되었다.

湯)을 초기에 사용할 수가 있고 밀러피셔증후군의 경우에는 소시호탕(小柴胡湯)에 갈근(葛根), 황금(黃芩), 청호(青蒿), 지골피(地骨皮)를 사용한 소양열(少陽熱)을 처방선상에 올려놓을 수 있으나 처방에 구애받지 않고 환자의 증상, 혈액검사의 결과에 따라 치료방향을 결정해야 한다. 초기의 열성기(熱盛期)가 지난 후에라도 갑자기 처방을 변경하지 않고 기존의 처방에 기허(氣虛)의 개념으로 천천히 전환하고 그 후에는 증상이 완전히 소실되어 정상생활이 가능할 때까지 보중익기탕(補中益氣湯), 보양환오탕(補陽還伍湯), 사역탕(四逆湯)으로 완전히 회복시킨 후에 발병 전의 체질유형 및 완치된 후의 증상에 따라 음허(陰虛), 기허(氣虛), 비양허(脾陽虛), 비기허(脾氣虛)를 구분하여 복용횟수를 줄여나가면서 장기간 조리해야 한다.

CHAPTER 2
피/부/질/환

01 급성 한진(汗疹)

24세, 여자
진료일 : 2009년 9월 18일

환자는 약 2주 전부터 이상하게 남들보다 매우 심하게 더위를 느낀 후 천천히 전신이 가려워지기 시작하였다. 그러다가 결국 1주일 전부터는 도저히 참을 수 없는 가려움증이 등을 중심으로 나타나 피부과에서 진찰을 받았으나 그곳에서는 원인을 잘 모르겠고 병명도 잘 모른다고 하면서 항알러지제(내복)와 항진균제(외용)를 사용하였으나 증상이 개선되지 않고 나날이 악화되어 본원에 내원하였다.

증상분석

환자의 증상은 사진1에서 보는 것처럼 배부전체가 붉게 되어 있었으며 밤낮으로 지속되는 극심한 소양감을 호소하고 있었다. 전신적인 피부의 열감이 있었으나 체온은 37도를 넘지 않았으며 맥부긴삽(脈浮緊澁)하여 표풍열(表風熱)의 대청룡탕증(大靑龍湯症)을 고려할 수 있었으나 환자의 손이 미치지 않는 곳에서 심한 어홍색이 나타나고 있는 것으로 보아 조만간 화농이 될 수도 있다고 판단하여 선방활명음(仙方活命飮)[1]에 조각자(皂角刺)와 황금(黃芩)을 각 18g씩 가미하고 대추사혈(大椎瀉血: 手足三陽經과 督脈의 會穴: 疏

1 婦人校註良方, 白芷, 貝母, 防風, 芍藥, 當歸, 甘草, 皂角刺, 穿山甲, 天花粉, 乳香, 沒藥 各 3g, 金銀花, 陳皮 各 6g : 天山甲은 去한다.

散表風熱), 풍지(風池), 척택(尺澤), 양릉천(陽陵天), 신문(神門)에 침구치료를 하였다.

후기 및 고찰

침구치료와 복약 후 3일후부터 소양증이 대폭 감소하였으며 그 후 환자의 상황은 사진2와 같이 상당히 빨리 호전되었다.

한진(汗疹, miliaria)은 비자(疿子), 속립진(粟粒疹)이라고도 하며 소문 생기통천론(素問, 生氣通天論)에서는 좌비(痤疿)라고 하였으며 제병원후론 하일불란창후(諸病源候論, 夏日沸爛瘡候)에서는 불창(沸瘡)이라고 언급되어 있고 외과정종(外科正宗)에서는 좌비(痤疿)라고 하였다. 현대의학에서는 내외인성의 고열로 인하여 발한과 증발의 불균형상태가 되면서 한관이 막히고 파열되어 땀이 주변조직으로 파급되어 발생하는 것으로 유추하고 있다.[2] 그 종류는 크게 수정양 한진(Miliaria crystalline), 홍색 한진(Miliaria rubra), 심재성 한진(Miliaria profunda)의 3가지로 분류하고 있으나 더 자세하게는 다음의 7가지로 나누고 있다.[3]

1. Miliaria crystalline
2. Miliaria rubra
3. Miliaria profunda
4. Miliaria pustulosa
5. Postmiliarial hypohidrosis
6. Tropical anhidrotic asthenia
7. Occlusion miliaria

---

2 馬紹堯 等 主編, 現代中醫皮膚性病診療大全, pp559-563, 山西科學技術出板社, 1999

3 http://en.wikipedia.org/wiki/Miliaria

서양의학에서도 한진의 치료에 그 증상에 따라 각질연화제, 항히스타민제, 항진균제 등을 적절하게 사용하고 있다. 한방치료에서도 만약 만성기의 한공각화의 상황이라면 담음(痰飮)의 이론에 의거하여 온담탕(溫膽湯), 척담탕(滌痰湯), 마행의감탕(麻杏薏甘湯) 등의 성분을 가미하거나 합방하는 것을 고려해야 한다.

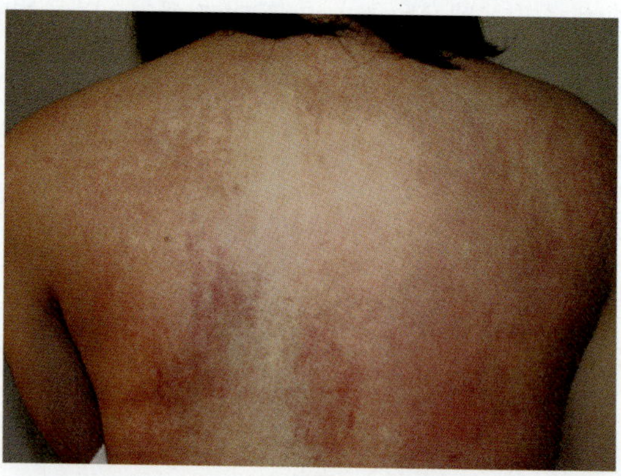

▲ 2009년 9월 18일

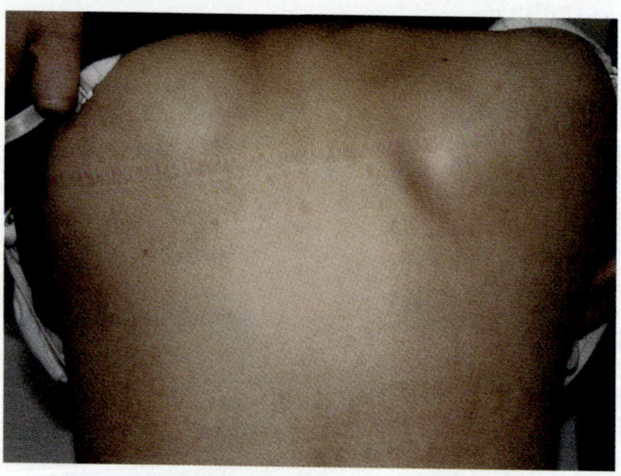

▲ 2009년 10월 8일

색소성 자반증

02

54세, 남자
진료일 : 2010년 12월 10일

환자는 중년의 신사로 4, 5년 전부터 오른 쪽 다리의 피부에 약간 간지러우면서 갈색의 반점이 나타나더니 시간이 지날수록 점점 확대되어 피부과에서 연고와 약물치료를 받았으나 증상은 호전되지 않고 지속되었다.

증상분석

환자의 증상은 오른쪽 다리의 피부에 원형 또는 반원형의 갈색 발진이 여러 개 있었으며 가끔 간지러움을 느낄 때가 있었다.(사진참조) 이렇게 간단한 증상 외에 전신적인 상황은 전혀 문제가 없었다. 이에 혈열(血熱)의 지골피음가미방(地骨皮飮加味方)[1]을 처방하고 침구치료는 생략하였다.

치료경과

- 2011년 1월 22일 : 환자는 2주 분의 약물을 복용하고 내원하였으며 증상은 변하지 않았다. 동일한 처방을 사용하였다.
- 2011년 4월 16일 : 환자는 약 3개월 만에 내원하였으며 복약 후에 자반의 색이 조금 연해졌다고 하였다.

1 和劑局方: 地骨皮 9g, 牧丹皮 15g, 生地黃 5g, 川芎 5g, 丹蔘 5g, 赤芍藥 5g, 蒼朮 5g, 甘草 5g, 黃芩 15g

- 2011년 7월 22일 : 지난 번 복약 후에 오른쪽 다리의 자반이 많이 개선되었다면서 다시 약물치료를 원하였다.(사진참조)

후기 및 고찰

이후 환자는 피부의 색이 개선되어 별로 신경 쓰지 않을 정도라고 생각하고 치료하고 있지 않으며, 가끔 다치거나 겨울이 되어 레이노드증상이 나타나면 내원하고 있다.

색소성 자반성 피부병은 원인 미상의 모세혈관염이라고도 하며 증상에 따라 샴버어그병(Schamberg' disease), 마요키병(Majocchi' disease), 구제로-블룸병(Gougerot-Blum disease), 황색태선(Linchen aureus) 등이 있으며 원인을 유추할 수 있는 내용으로는 압력, 외상, 습진성피부염, 약물(acetaminophen, ampicillin, 특히 carbromal, diuretics, meprobamate, NSAIDs, zomeptrac sodium 등) 등이 있으며 약물성인 경우에는 약물중단 후에는 빠른 속도로 증상이 소실된다.

색소성자반증은 표피의 침범여부는 다양하지만 진피층의 모세혈관염은 모든 유형에서 관찰된다.

한방 피부과의 장점은 전신적인 면을 총괄해서 파악하는데 있으나 또 다른 장점은 피부병변의 색으로도 질환의 경중, 심천, 내부 진행상황을 유추할 수 있다는 것이다. 위 환자의 경우 갈색을 어혈겸어열(瘀血兼瘀熱)로 변증할 수 있으며 서양의학의 혈관염 병리와 동일하다.

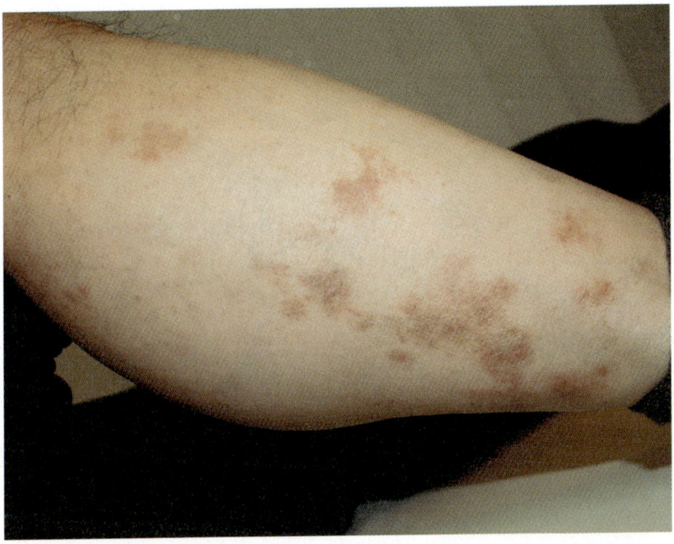

▲ 2010년 12월 10일

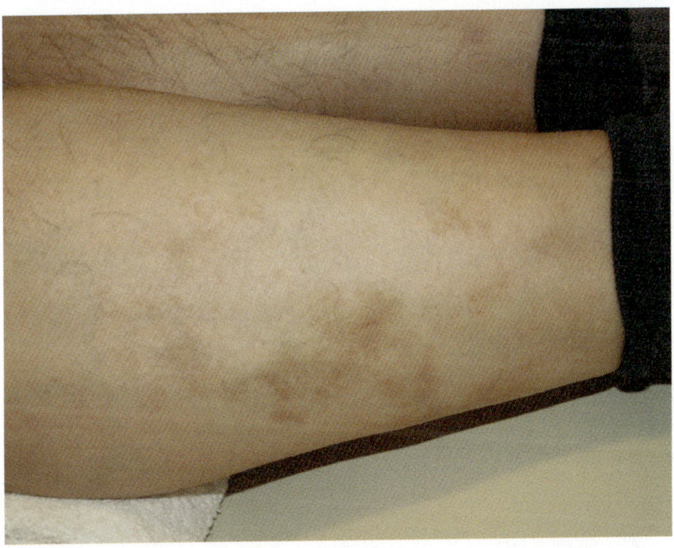

▲ 2011년 7월 22일

03 안면의 모낭염과 농가진

50세, 여자
진료일 : 2011년 10월 31일

환자는 2주 전 목욕탕에서 때목욕을 하면서 얼굴부분을 마찰한 후 그 다음날 얼굴에 조그만 빨간 점 같은 것이 올라오기 시작했다. 그래서 피부과의 연고를 발라서 간지러움은 조금 개선되었으나 그 범위는 지속적으로 확산되었다.(사진참조)

증상분석

환자의 안면상태는 이전부터 지루성피부염의 양상을 보이고 있었으며(평소에도 가끔 트러블이 있었다.) 모낭의 염증과 피부의 단순염증이 중첩되어 있었다. 자세히 관찰하니 간지러워서 손으로 만지고 그 손으로 다른 부위를 만지면서 부위가 확산된 것을 알 수 있었다. 이것은 포도상구균이나 연쇄상구균에 의한 농가진(膿痂疹)과 일치했다.

한의학적으로는 표풍열독(表風熱毒)에 해당되므로 선방활명음가미방(仙方活命飮加味方)[1]을 처방하였으며 현재 사용중인 피부과연고는 지속적으로 사용하고 얼굴을 만지지 못하게 하였다.

1 婦人良方校注; 加味方: 乳香, 沒藥, 金銀花, 陳皮, 白芷, 防風, 貝母, 當歸, 赤芍 各 3g, 皂角刺 9g, 黃芩 12g, 甘草 5g, 蒲公英 12g

치료경과

- 2011년 11월 15일 : 환자의 증상이 조금씩 개선되기 시작하여 어홍색(瘀紅色)이 갈색톤으로 바뀌었다. 동일한 처방을 고수하였다.
- 2011년 11월 30일 : 환자의 증상이 대부분 소실되었으나 혈전이 침착된 어반(瘀瘢)들이 소실되지 않아 목단피(牧丹皮) 9g을 추가하였다.
- 2011년 12월 21일 : 이전의 복약으로 피부증상은 완전히 소실되었으나(사진참조) 14일 교통사고로 병원에 입원했다가 퇴원하였으며 사고 후의 경항부 통증으로 내원하였다.

후기 및 고찰

농가진(impetigo)은 황색 포도상구균이 가장 흔한 원인균이며 group A β 용혈성 연쇄상구균 그 외의 혼합감염으로도 발생할 수 있다. 그 양상에 따라 i.bullosa(수포성 농가진), i.contagiosa(전염성 농가진), i.eczematodes(습진성 농가진), i.herpetiformis(포진성 농가진), i.neonatarum(신생아 농가진), i.simplex(단순성 농가진), i.syphilitica(매독성 농가진), i.vulgaris(심상성 농가진) 등 여러 종류가 있다. 한의학적으로는 농포창(膿疱瘡), 황수창(黃水瘡), 적농창(滴膿瘡), 농와창(膿窩瘡), 농소창(膿巢瘡) 등으로 부르기도 하지만 원인균의 종류와 비율, 1차 감염부위, 발증부위와 증상에 따라 여러 이명(異名)들이 존재한다. 흔히 알려진 흔적이 수개월 간 지속되는 농가진(膿痂疹)은 ecthyma로 심농포창(深膿疱瘡)이라고 한다.

한의학적인 발병기전은 음양기혈(陰陽氣血)의 불균형상태에 외감(外感)의 풍습열(風濕熱)이 침범하여 발생하게 되며 습열독(濕熱毒)에는 황연해독탕(黃連解毒湯), 은교패독산(銀翹敗毒散), 방풍통성산(防風通聖散), 선방활명음(仙方活命飮), 용담사간탕(龍膽瀉肝湯), 오미소독음(五味消毒飮) 등을 부위와 증상에 따라 구분해서 사용한다. 때로는 만성화된 경우도 있는데 이 때는 지골피음(地骨皮飮)을 합방하기도 한다. 외용치료로는 살균해독의 웅황(雄黃), 유황(硫黃)을 사용할 수도 있으나 기존에 사용하던 항진균연고들을 그대로 사용하거나 부위를 깨끗하게 자주 씻고 건조하게 해 주기만 해도 효과적이다.

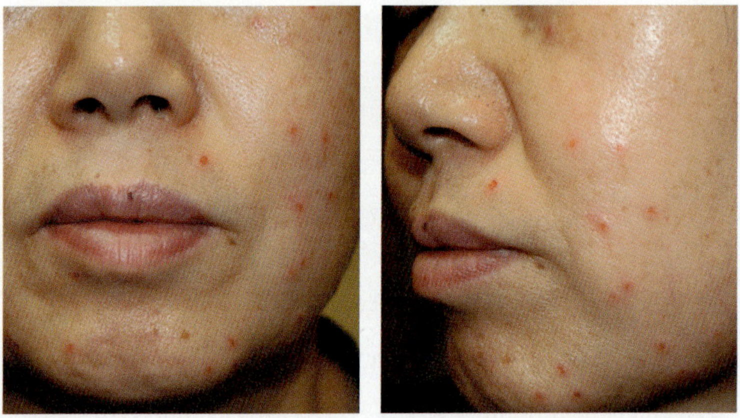

▲ 치료전

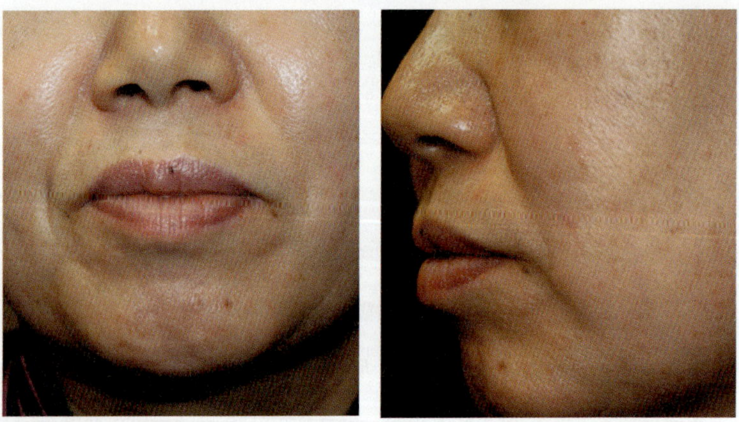

▲ 치료후

알러지성 자반증의 성인

38세, 여자
진료일 : 2010년 11월 22일

환자는 고등학교 때 발생한 양쪽 팔에 있는 피부질환(모낭염, 사진참조)으로 한방, 양방 등 각종치료를 다 했으나 치료가 되지 않아 현재는 모 대학병원에서 지르텍(zyrtyec)을 처방받아 복용하고 있었다. 그 후 첫아이를 출산한 후 갑상선 기능항진이 발생하여 수년 간 안티로이드(propylthiouracil; 참고적으로 2009년 미국 FDA에서는 이 약물의 중증 간독성을 경고하였다.)로 치료하였다. 그런데 약 1개월 전부터 전신에 깨알 같은 반점이 나와서 피부과에 가니 알러지성 자반증이라고 하여 스테로이드와 항알러지약(미상)을 처방받았다. 그러나 증상이 호전되지 않아 이전부터 다니고 있던 대학병원에 예약을 하고 본원에 내원하였다.

증상분석

환자의 증상은 크게 갑상선이상, 장기간 지속된 모낭염, 최근 발생한 자반증이었으나 오늘 내원한 목적은 자반증이었으므로 일단 자반증을 치료한 후 다른 질환을 다루기로 하였다. 현 증상은 직경 1mm도 안 되는 깨알 같은 자반이 복부, 둔부, 양쪽 다리에 무수하게 산재해 있었으며 소양증과 열감은 호소하지 않았다. 기타 증상으로는 가끔 피곤하면 나타나는 오심(역류성 위염으로 진단받은 적이 있었다.), 오래된 손발차가움 등이 있었다. 대소변은 정상적이었으며 맥현세삽(脈弦細澁)하였다.

이에 양단탕가미방(陽旦湯加味方)[1]을 처방하고 경과를 지켜보기로 하였다. (사진참조)

치료경과

- 2010년 12월 16일 : 반점은 복약 2주 후 모두 소실되었으나 최근 피곤해서인지 체중이 증가하는 것 같다고 하였다. 이에 갑상선 항진증이 재발하고 있는 것으로 판단하고 처방에 하고초(夏枯草)를 가미하였다. (사진참조)

후기 및 고찰

환자는 그 후 기존의 대학병원에서 갑상선항진증 재발로 진단되었으며 메티마졸(methimazole)을 복용하게 되었다. 그러나 자반증은 재발하지 않고 있다.

이 환자의 경우 일반적인 외감풍열(外感風熱)의 알러지성 자반증으로 판단할 수 있었는데 만약 자반이 더욱 명확해지고 기타 증상까지 출현하게 된다면 다른 자가면역질환으로 진전될 수도 있었다. 갑상선질환은 대부분 자가면역성이기 때문이다.

자가면역질환을 치료할 때는 매우 신중하게 접근해야 한다. 한열교착(寒熱交錯)되어 있는 경우가 많고 한열교착(寒熱交錯)에서 열성형(熱盛型)이 있을 수도 있고 한성형(寒盛型)일 수도 있기 때문이다. 만약 혈액검사에서 특이사항이 있다면 참고할 수 있으나 참고할 만한 기준이 없는 경우도 많다. 그러므로 치료할 때는 장기간 치료할 것을 생각하고 일단 각종 면역학적인 검사결과를 참고한 후 증상 및 혈액검사의 변화를 기준으로 하여 처방을 천천히 수정해야 한다.

---

1 桂枝 3g, 赤芍 3g, 黃芩 12g, 生薑 3g, 甘草 4g, 石膏 18g, 皁角刺 15g, 白鮮皮 15g, 半夏 6g

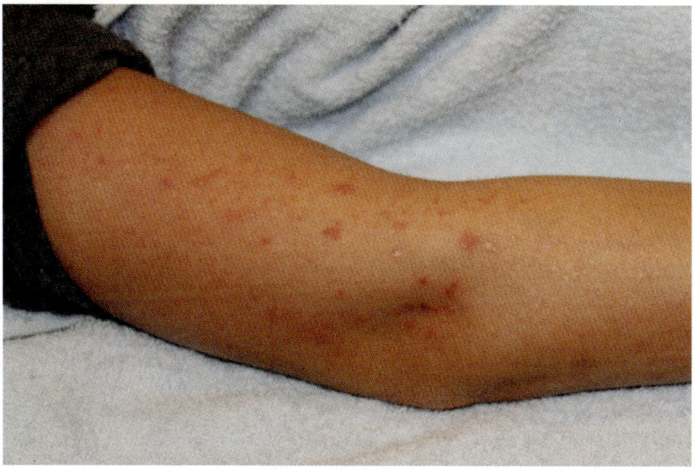

▲ 오래된 팔의 모낭염: 모낭염 특유의 반흔을 관찰할 수 있다.

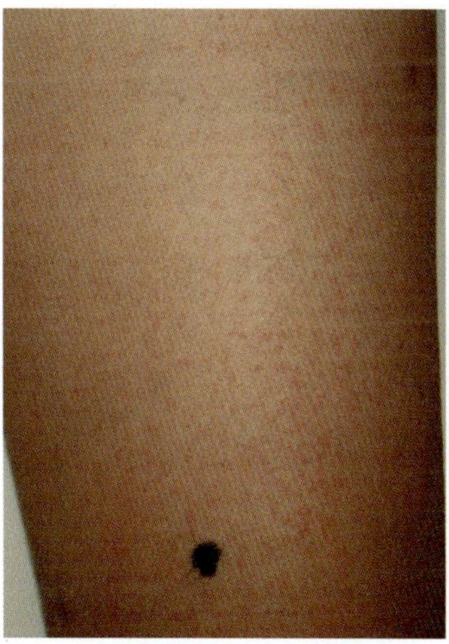

▲ 2010년 11월 22일: 치료 전

▲ 2010년 12월 16일: 치료 후

05 알러지성 자반증의 성인2

40세, 여자
진료일 : 2008년 12월 6일

환자는 최근 사업을 확장하면서 매우 과로하여 극심한 피로를 느껴왔으며 1주일 전부터 온몸이 간지럽더니 팔, 다리, 복부에 자반증이 나타났다. 피부과 검진시 알러지성 자반증이라고 하였으며 약물을 복약하면서 증상이 약간 개선된 상태로 내원하였다. 환자는 이미 인터넷을 통해 알러지성 자반증에 대해 상세하게 검색한 후 새파랗게 질려서 급한 마음에 뛰어왔다고 했다.

증상분석

환자의 자반증은 피부과약물 덕분인지 양쪽 대퇴의 내측에만 점점이 홍반이 보였으며 간지러움도 그렇게 심하지는 않다고 하였으나 어제부터는 눈이 붓고 뜨겁다고 하였다. 이에 피부과치료를 받아도 개선될 수가 있으니 천천히 한방치료를 받아도 무방하다고 하였으나 환자는 이미 두려움이 극심하였다. (사진참조, 내원 당일)

이에 지골피음(地骨皮飮, 地骨皮 12g)[1]을 처방하고 피부과의 약물과 동시에 복약하면 효과는 더욱 빠를 것이라고 하면서 환자를 안심시켰다.

1 四物湯加丹皮, 地骨皮(醫方集解, 四物湯門); 필자는 蒼朮, 黃芩을 추가하여 사용하고 있다. : 當歸, 川芎, 生地, 赤芍 各 3g, 牧丹皮 9g, 地骨皮 12g, 蒼朮 6g, 黃芩 15g

치료경과

- 2008년 12월 8일 : 환자는 한약을 가지러 내원하여 필자에게 피부를 보여주었는데 환자의 말로는 어제 하루 피부과약이 없어서 먹지 못했더니 이렇게 되었다면서 등을 보여주었다.(사진참조, 한약 복약시작 전)

후기 및 고찰

환자는 한약을 복약 후 증상이 순조롭게 개선되었으며 현재까지 재발하지 않고 있다.

한약을 복약함과 동시에 피부과약을 복약하도록 지도했는데 환자가 피부과의사에게 한약을 동시에 먹고 있다고 하니 피부과의사는 "한약이 무슨 도움이 되겠냐" 고 하여 환자는 마음이 상해서 피부과의 약물을 복약하지 않았다. 한방단독치료만으로도 증상은 완전히 소실되었다.

일반적으로 알려지성 자반증은 한의학의 표풍열(表風熱)의 담마진(蕁麻疹) 또는 고문헌의 반독병(斑毒病), 포포역(葡萄疫)에 속한다. 단순 피부형, 관절형(關節型), 위장형(胃腸型) 등이 있다. 그러나 은진내함(癮疹內陷)의 여러 가지 혈액학적인 이상의 표현인 경우(혈소판감소성자반증, 혈우병 등)도 있다. 피부형 자반증은 하지에 호발하며 전신으로 파급될 수도 있고 아동에서 더 많이 생긴다. 피부증상으로는 쌀알에서부터 콩알 크기까지 반진이 나타나며 일반적으로 전신증상이 없이 단지 피곤하며 미열이 나타나며 수일에서 수개월까지 반복되며 일반적으로 예후는 양호하다. 관절형은 청년기 남성에서 많으며 홍반, 혈포, 괴사, 궤양, 통증이 명현하고 무릎, 발목, 팔꿈치, 손목 등의 관절에서 염증소견을 보이며 관절의 기능에 문제가 발생할 수 있다. 전신증상으로는 발열, 인후통, 두통 등의 증상이 있을 수 있으며 수년간 증상이 지속될 수 있다. 위장형은 아동과 노년기에 나타나며 피부증상 이외에 오심, 구토, 복통,

복부 압통, 설사, 혈변 등이 나타날 수 있으며 심각할 경우에는 장중첩증, 장벽의 출혈로 인한 장천공도 발생할 수 있다. 신장형은 피부증상이 심각하게 나타나며 육안적 혈뇨, 단백뇨 등이 나타날 수 있다. 신부전은 소아환자에게서 나타날 수 있으며 수개월에서 수년에 걸쳐서 완해되지만 신기능부전으로 진행될 경우에는 예후가 좋지 못하다.[2]

초기의 담마진(蕁麻疹)은 원칙적으로는 계마각반탕(桂麻各半湯), 월비탕(越婢湯), 방풍통성산(防風通聖散)을 사용하는 것이 적합하지만 비기허(脾氣虛)의 보중익기탕(補中益氣湯), 귀비탕(歸脾湯), 혈열(血熱)의 온청음(溫淸飮), 지골피음(地骨皮飮) 등을 사용할 수도 있으며 만약 위장형, 관절형, 신장형으로 진행될 경우에는 그에 따른 치료방법을 선택한다.

2 馬紹堯 等 主編, 현대중의피부성병진료대전(現代中醫皮膚性病診療大全), 山西科學技術出板社, 1999: pp741-745

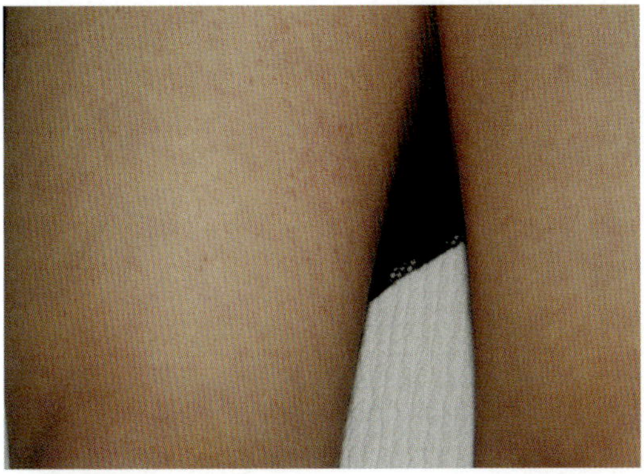

▲ 내원 당일

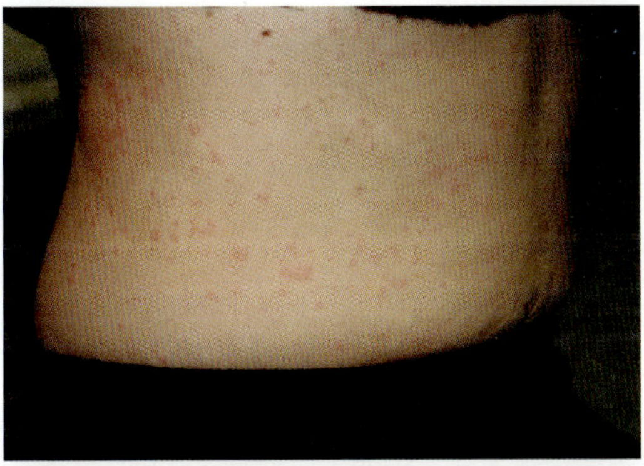

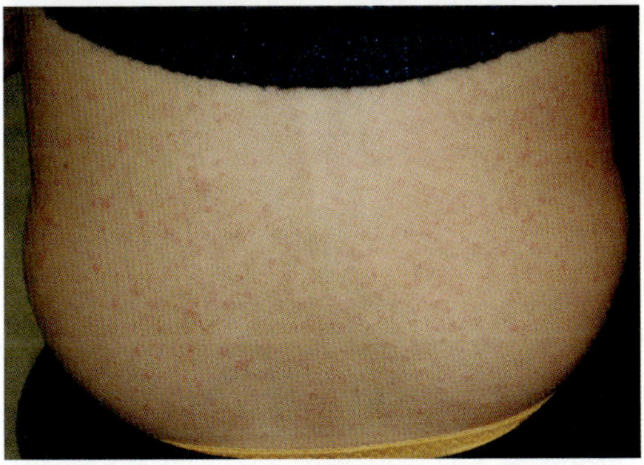

▲ 한약 복약 시작 전, 피부과약물이 중단된 직후

06

임신 중 발생한 두드러기(癮疹, 蕁麻疹)

25세, 여자
진료일 : 2011년 10월 15일

환자는 건강한 초산부로 2011년 9월 23일 건강한 여아를 출산하였다. 환자의 증상은 임신 말기에 시작된 전신의 두드러기로 출산 후에 개선되었으나 출산한지 1주일이 지나면서 다시 증상이 시작되어 온몸이 간지러웠고 여기저기 커다란 두드러기가 붉게 올라왔다. 출산한 부인과에서 주사 2회, 내복약(미상)을 1주일 이상 했으나 증상이 전혀 개선되지 않고 모유가 약간 적어지는 것 같은 느낌이 있다고 하였다.

증상분석

환자의 증상은 몸통을 중심으로 붉은(검붉은 색이 아닌 분홍색에 가까운 붉은색) 구진이 나타나고 소양증이 극심하였으며 이 붉은 구진이 합쳐져서 커다란 구진편을 형성하였다. 간지러움은 야간에 매우 심하여 참을 수가 없어서 긁으면 긁을수록 더욱 많은 구진이 올라와 고통을 호소하였다. 신찰 당시에는 약을 먹은 지 얼마 되지 않아 작은 구진들은 조금 가라앉았으나 사진에서 보이는 것처럼 커다란 구진은 소실되지 않았고 날이 갈수록 약효가 지속되는 시간이 단축되고 있었다. 피부에서는 촉진을 통해 느낄 수 있는 미열감이 있었으며 체온은 정상이었다. 대소변, 음식, 혈압, 기타 기왕력은 특이할 사항이 없었으며 맥부삽(脈浮澁)하였다.(사진참조)

환자의 증상을 임신혈고겸간기울결(妊娠血枯兼肝氣鬱結)로 판단하여 당귀음자가감방(當歸飮子加減方)[1]을 처방하였다. 침구치료는 하지 않았다.

치료경과

- 2011년 10월 30일 : 소양증과 두드러기가 거의 없어져서 매우 좋아하였다. 그러나 주사 후 약간씩 감소하던 모유가 상당히 감소하여 걱정을 하였다.
- 2011년 12월 8일 : 이전의 증상은 모두 소실되었으나 모유는 끝내 중단되어 아기에게는 분유를 먹이고 있었다.

후기 및 고찰

위의 증례는 임신 중에 자주 나타나는 임신 중의 은진으로, 이와같이 임신 중에 자주 나타나는 피부질환으로는 임신성 유천포창(Gestational pemphigoid), 임신성 간내 담즙울체(Intrahepatic cholestasis of pregnancy), 임신성 신경정신과적 질환(Psychiatric disease), 임신성 담마진(Pruritic urticarial papules and plaques of pregnancy) 등이 가장 흔하게 발생한다.

임신 소양증 또는 임신 두드러기의 원인은 현대의학적으로 명확하게 설명되지 않고 있다. 가장 유력한 가설은 임산부에게 임신은 장기간의 지속적인 스트레스에 해당되며 이로 인해 신경전달물질인 β-endorphin이 감소하여 염증에 대한 억제력이 하강하면서 피부증상이 나타나게 된다는 것인데 이는 만성 두드러기 환자에서 약물치료와 동시에 심리, 정신신경과 치료를 병행할 경

1 當歸 6g, 生地黃 6g, 何首烏 9g, 白蒺藜 6g, 防風 6g, 荊芥 6g, 蒼朮 6g, 甘草 6g, 大棗 6枚: 甘麥大棗湯의 의미로 大棗를 가중했다

우 치료효과가 상승되는 것으로 확인할 수 있다.[2]

이 환자의 증례는 한의학적으로는 간울혈허(肝鬱血虛)에 해당되며 이는 간기(肝氣)가 울결(欝結)되어 혈행(血行)이 정체되어 발생하는 피부의 과민반응에 부합된다. 필자는 임신 두드러기에 소간이기(疏肝理氣)의 소시호탕(小柴胡湯), 소요산(逍遙散)과 감맥대조탕(甘麥大棗湯), 온담탕(溫膽湯) 등과 보혈(補血)의 당귀음자(當歸飮子), 사물탕(四物湯) 등을 적절히 수증가감(隨症加減)하여 치료하는데 때로는 소간해울(疏肝解鬱)의 처방만으로도 치료될 때가 있다.

2 楊國亮, 皮膚病學, pp406-410, 上海科學技術文獻出版社, 中華人民共和國, 2005

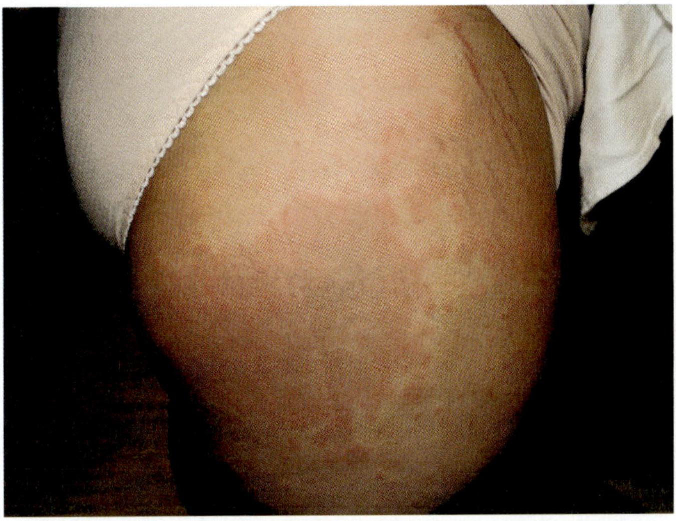

▲ 치료 전

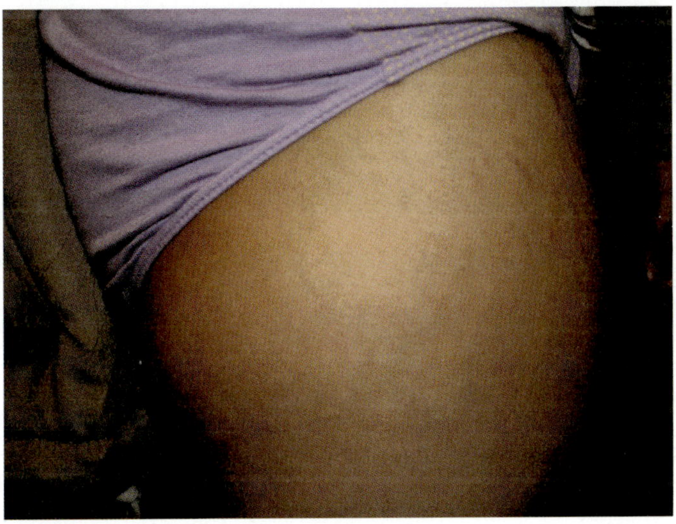

▲ 치료 후

07

장척농포진(鵝掌風)

진료일 : 2009년 4월 13일

환자는 약 6개월 전 손가락의 옆면에서 조그만 물집이 여러 개 나오면서 발생하였으며 그 후 대학병원에서 조직검사 후 무균성으로 판정되어 농포성 건선으로 진단받은 후 광선치료, 피부연고, 내복약물 등등을 사용했으나 전혀 호전되지 않고 지속적으로 악화되었으며 그와 동시에 타 한의원에서 치료를 1개월간 병행하였으나 증상이 변하지 않아 내원하였다.

증상분석

환자는 발병 전 스트레스를 심하게 받았으며 그 후 손발이 뜨거워지더니 손발바닥에 물집이 겨자씨같이 잡히고 그것이 점점 커지면서 안에 농이 잡히게 되었다. 그 후 농포가 커졌다 작아지고 그 주변에 생기면서 점점 손발바닥에 확산되었다. 농포가 생긴 후에는 천천히 가라앉으면서 색이 진하게 되고 인설(껍질)이 떨어졌으며 처음에는 한포가 농포로 변할 때 심하게 가려웠으나 현재는 전체적으로 농포가 진행되어 있어 항상 조금만 자극을 주어도 참기 힘들 정도로 가렵다고 하였다. 농포를 짜면 고름 같은 것이 나오고 만지면 통증이 약간 있었다. 진료시에는 각종 치료에도 농포가 개선되지 않아 발을 비닐 봉지로 감싸고 내원하였으며 보행시 통증이 심하였으며 환부의 열감을 느낄 수 있었고 임파액, 화농액이 삼출되고 있었으나 취미(臭味)는 없었다. 소화, 수면은 문제가 없었으며 맥긴삽(脈緊澁)하였다.

이에 음허(陰虛)의 체질에 외감풍습열(外感風濕熱)이 침범하여 발생한 것으로 판단하고 선방활명음가미방(仙方活命飮加味方[1])과 외용치료[2]를 병행했다.

치료경과

- 2009년 5월 9일 : 손바닥이 어홍색(瘀紅色)에서 분홍으로 변하였으며 새로 나오는 포진이 감소하였다.
- 2009년 6월 8일 : 손발바닥에서 농포가 몇 개 다시 발생하였다.
- 2009년 7월 13일 : 최근에는 손발바닥의 가려움이 거의 없으며 농포도 거의 나오지 않는다고 하여 처방을 혈고방가미방(血枯方加味方[3])으로 변경하였다.
- 2009년 8월 10일 : 1주일 전부터 신경을 많이 쓰니 밥을 먹으면 오심이 나타났다. 손발바닥의 피부는 그런대로 유지가 되고 있었다. 사진참조(치료 후 사진)
- 2009년 9월 10일 : 최근까지는 포진이 나타나지 않았으나 어제부터 조그마한 수포들이 다시 나오기 시작하였다. 그러나 아직 화농되지는 않았다.
- 2009년 10월 8일 : 손발의 포진이 한포진 단계에서 농포진으로 진전되지 않고 소실되었다.
- 2009년 11월 5일 : 최근까지 포진이 나오지 않고 있었으나 1주일 전 교통사고가 발생하고 2일 후부터 수포가 나오기 시작하였다. 기존의 처방에

1 陳皮, 天花粉, 蒲公英, 乳香, 沒藥, 防風, 當歸尾, 赤芍藥, 白芷, 甘草 各 4g, 蒼朮 5g, 石膏 15g, 皂角刺 15g, 麻黃 6g, 薏苡仁 18g

2 龍膽草, 爐甘石, 花蕊石, 苦蔘 각 등분하여 세말한 후 수용(水溶)하여 환부를 약 20분 담근 후 부풀어 오른 가피를 벗긴 후 자운고를 도포하고 약 20분간 거즈로 감싸둔 후 잘 세척한다.

3 當歸 9g, 何首烏 9g, 兎絲子 9g, 沙苑子 9g, 刺蒺藜 4g, 蒼朮 4g (血枯方) 黃柏 9g, 黃連 9g, 甘草 6g

대자석(代赭石), 용골(龍骨), 모려(牡蠣)를 가미하였다.

- 2009년 12월 7일 : 교통사고 후 발생한 포진은 소실되었으나 1mm이하의 포진이 나왔다가 다시 소실되곤 하였다.
- 2010년 1월 14일 : 현재까지 수포가 발생하지 않고 있어 일단은 치료를 종료하고 경과를 지켜보기로 하였다.

후기 및 고찰

이후 환자와 지속적으로 연락하여 경과를 추적하였으나 재발하지 않고 있으며 2011년 5월 우연히 주점에서 만났는데 손발의 상황은 한포진도 없고 농포진도 없고 전반적으로 매우 좋은 상태를 유지하고 있었다. 그러나 손바닥의 열감을 약간 느낄 수 있었다.

장척농포진은 국한성 농포형 건선증(장척농포증과 지단농포증으로 나뉜다)의 한 유형(barber형)으로 40~60세의 성인에서 발생하며 지역적, 인종적 발병률차이는 없다. 증상은 손에서는 내측과 외측의 옆면에서 호발하며 손바닥 중앙 또는 손가락 끝까지 파급되는 경우는 적다. 발은 발바닥궁의 내측과 외측, 족근의 측면과 후면에서 나타나며 발바닥으로 파급되는데 발가락의 끝에는 잘 생기지 않으며 손톱과 발톱은 영향을 받지 않는 경우가 많다. 처음 발생시에는 원발지의 기저상의 각질층하 또는 표피에 수포나 농포가 생기며 수포는 대부분 수 시간 내에 농포로 변한다. 농포의 크기는 2~8mm정도이며 처음에는 황색이었다가 후에 갈색으로 변하며 2~3일에서 2주 후에 농포는 건조하여 결가를 형성하여 갈색인설이 된 후 탈락된다. 속발하여 새로 나타나는 농포는 원발 농포의 변연에 발생하며 정상피부에 발생하기도 하는데 매우 빠른 속도로 홍반과 인설로 덮이게 된다. 농포는 반복발생하며 동일한 반괴(斑塊)에 농포와 결가 등이 혼재하게 된다. 증상이 안정되면 병변부위는 홍색을 띈 채로 탈설 위주의 증상을 보이나 때로 갈라져서 통증이 나타나기도 하며 농포는 주기적으로 급성 발작한다. 이처럼 반복 발작하면서 손발의 피부는 심상성 건선처럼 두꺼워지고 발적하며 표면에서는 대량의 인설이 탈락하게 된다. 장척농포증에서는 흉골-늑골-쇄골 과골증(sternocostoclavicular hyperosteosis)이 동반될 수 있으므로 주의해야 한다.[4]

장척농포진은 아장풍(鵝掌風)으로 송피선(松皮癬), 우피선(牛皮癬)에 해당된다. 치료의 과정은 내원 당시의 상황에 따라 여러 가지 처방을 사용할 수 있으며 열독(熱毒)이 강할 경우에는 선방활명음(仙方活命飮), 탁리소독음(托裏消毒飮), 방풍통성산(防風通聖散), 배농산(排膿散) 등에 황금(黃芩), 조각자(皀角刺)를 대량으로 가미하고 농포가 소실되어 증상이 완화되면 지골피음(地骨皮飮), 온청음(溫淸飮) 등의 혈열(血熱)에 준해서 치료하고 급성 발작시에는 단기간 동안 처음의 처방으로 돌아가거나 기존의 처방에 가감하고 대추(大椎), 십선혈(十宣穴)을 사혈하고 풍지(風池), 곡지(曲池), 삼음교(三陰交)에 침구치료하여 대처한다.

4 楊國亮, 楊國亮皮膚病學, p509, 上海科學技術文獻出版社, 中國, 2005

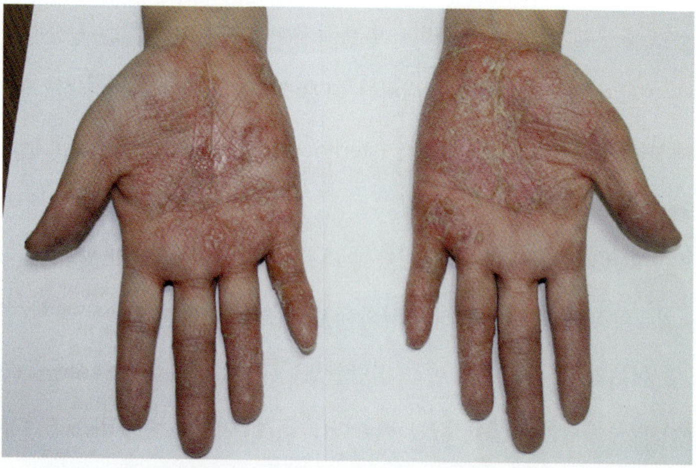

▲ 치료 전

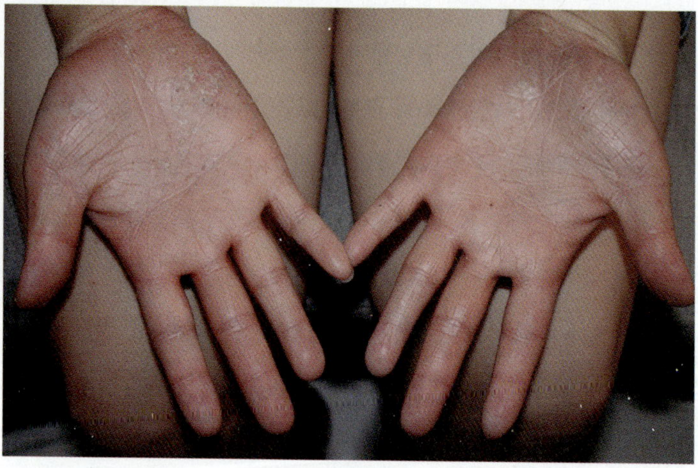

▲ 치료 중 개선

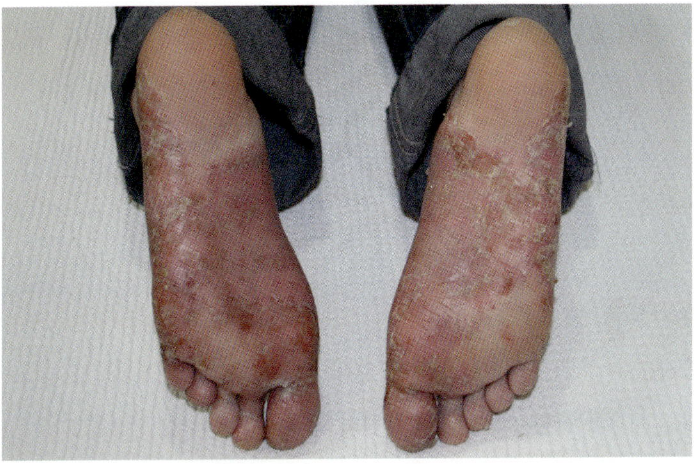

▲ 치료 전

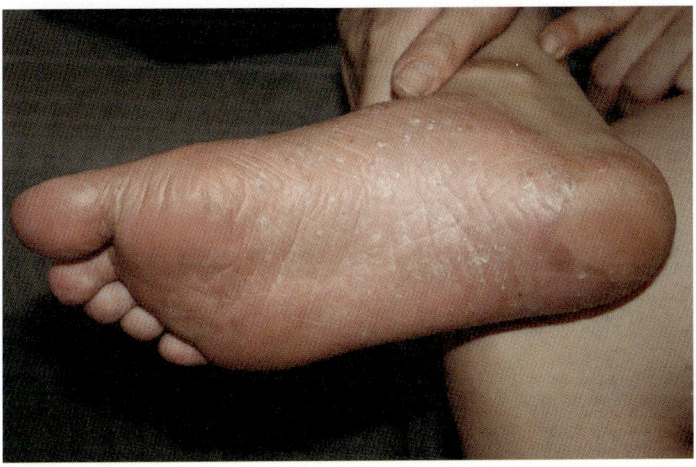

▲ 치료 중 개선

08 피티로스포룸 모낭염

30세, 여자
진료일 : 2008년 9월 16일

환자는 약 2개월 전 미용실에서 염색을 한 후 증상이 발생했으며 그 동안 피부과의 치료를 받았으나 현재의 상태가 되었다고 하였다.(사진참조)

증상분석

환자의 양쪽 목 주변에는 수많은 모낭성 구진이 있었으며 농포도 함께 산재되어 있었다. 야간에 약간의 소양감이 있었으며, 기타 전신의 상황은 문제가 없었으며 맥(脈)은 부긴삽(浮緊澁)하였다. 이에 표풍열겸습열(表風熱兼濕熱)으로 판단하고 처방으로는 선방활명음가미방(仙方活命飮加味方)[1]을 처방했다.

치료경과

- 2008년 10월 1일 : 양쪽 목 주변 구진의 어홍색(瘀紅色)이 밝게 변하기 시작했으나 야간에 소양감은 아직 있다고 하였다.
- 2008년 10월 16일 : 왼쪽 목 주변의 소양감이 있었다.
- 2008년 11월 1일 : 소양이 감소하였으며 화농된 구진은 환자 스스로 짜버

1 陳皮, 天花粉, 蒲公英, 乳香, 沒藥, 防風, 當歸尾, 赤芍藥, 白芷, 甘草 各 4g, 蒼朮 5g, 石膏 15g, 皂角刺 15g, 麻黃 6g, 薏苡仁 18g, 黃芩 12g, 蒲公英 18g

렸다고 했다.

- 2008년 11월 18일 : 소양감과 구진이 상당히 감소하였다.

후기 및 고찰

그 후 환자는 이 정도(사진참조)면 참을만하다면서 치료를 중단하였다.

피티로스포룸 모낭염은 가슴, 등, 어깨, 얼굴(특히 하악, 뺨, 얼굴측면; 심상성좌창은 얼굴중심에 집중된다) 또는 배, 엉덩이, 허벅지 등에 약간의 소양감을 동반하는 모낭성 구진 또는 농포진이 특징이며 남자에게 더 많이 발생하고 사춘기에서 30대 사이에 흔히 나타난다.[2]

원인은 미상이며 각종 원인(면역력저하, 당뇨병, 항생제, 스테로이드 등)에 의한 진균감염으로 유추되며 항진균제의 사용으로 호전이 확인된다. 그러나 항진균제는 상당히 내성이 잘 발생하여 일정기간이 지나면 모낭염은 재발하게 되며 만성화되기 쉽다.[3]

한의학적으로는 표풍열(表風熱), 표습(表濕)에 해당되나 만약 각종 항진균제의 사용 또는 각종 강력 소염의 연고를 사용한 후에는 혈고(血枯), 비기허(脾氣虛)와 겸하게 될 수 있으므로 선방활명음(仙方活命飮), 황연해독탕(黃連解毒湯), 방풍통성산(防風通聖散), 용담사간탕(龍膽瀉肝湯), 마행의감탕(麻杏薏甘湯), 소풍산(消風散), 십미패독산(十味敗毒散) 등에 보중익기탕(補中益氣湯), 투농산(透膿散)[4], 당귀음자(當歸飮子)[5]의 의미를 첨가할 수도 있다.

---

2 정종용, 하창민 저, 피부과질환의 1차진료 제2권, 엠디월드, 2004, pp235-241

3 馬紹堯 等 主編, 現代中醫皮膚性病診療大全, 山西科學技術出板社, 1999: 186-189

4 外科正宗: 黃芪, 當歸, 穿山甲, 皂角刺, 川芎

5 濟生方: 熟地, 當歸, 白芍, 川芎, 白蒺藜, 何首烏, 防風, 荊芥, 黃芪, 甘草

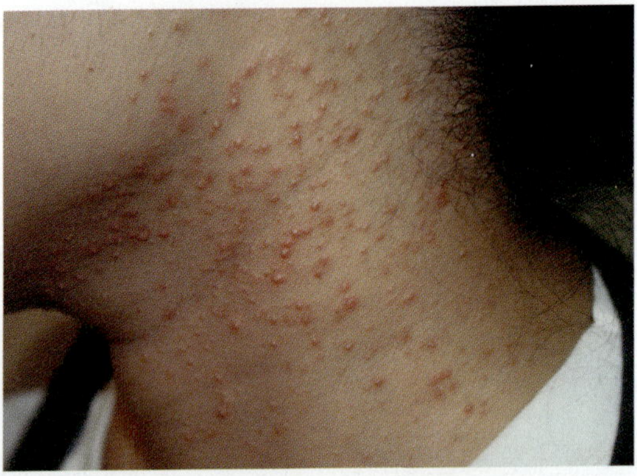

▲ 치료 전

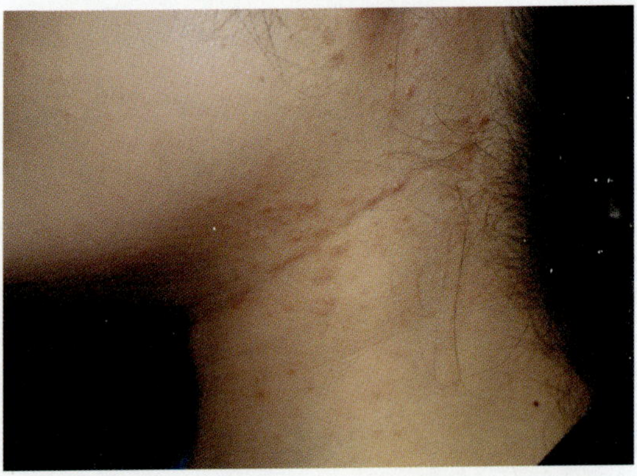

▲ 치료 후

한냉 두드러기의 여자

37세, 여자
진료일 : 2008년 8월 25일

환자는 약 2년 전부터 목욕할 때 약간만 차가운 물로 하면 전신에 구진상 두드러기가 나타났으며 그 후 간헐적으로 동일한 증상이 발생하여 피부과의 진료를 받고 약물을 복약하였으나 증상의 변화는 없고 계속 졸음이 와서 치료를 중단하였다.

그 동안 두드러기가 간혹 나타나도 금방 소실되어 아무런 치료 없이 지내다가 금년 5월 개미에 물린 후 정신을 잃고 쓰러져서 응급실에 다녀왔으며 그 후부터는 차가운 물건을 만지거나 찬바람, 차가운 느낌만 있어도 피부가 따끔거리고 아침저녁으로 피부가 따갑고 두드러기가 나와 피부과의 약물을 복약했다.

그러나 증상은 개선되지 않고 하루 종일 졸린 상태가 되어 복약을 하지 않았으며 최근에는 약간만 차가운 느낌이 있으면 피부의 통증과 함께 두드러기가 시간을 가리지 않고 발생하여 고통 받고 있었다.

증상분석

환자의 온도에 민감하게 나타나는 피부의 자통, 두드러기는 한냉알러지에 해당되는 것으로 급성기가 지난 한궐(寒厥)로 진단하고 당귀사역가오수유생강탕(當歸四逆加吳茱萸生薑湯)[1]을 처방하고 매운 고추, 생강, 마늘, 파 등의 신열(辛熱)한 음식물을 많이 섭취하도록 하였다.

치료경과

- 2008년 9월 18일 : 아침에 일어나서 식사준비시 찬물을 만지면 약간 따끔거리나 이전처럼 부어오르지는 않았으며 냉기(冷氣)에 노출된 후 따끔거리기까지의 시간이 2배 정도 연장되었다.
- 2008년 10월 17일 : 빨래를 하면서 찬물에 접촉하면 아주 조금 따끔거리나 신경 쓰지 않을 정도가 되어 약물치료를 종료하고 매운 음식을 많이 섭취하도록 하였다.

후기 및 고찰

두드러기(urticaria, 蕁麻疹)는 서양의학적으로 그 원인이 복잡하지만 대체로 IgE매개성, 보체매개성, 물리적 자극 연관성(한랭, 일광, 압박, 운동, 묘기증 등), 특이체질성 등으로 분류하고 있다.[2] 이 중에서 한랭 알러지는 한의학의 궐역(厥逆)과 동일한 기전에 해당되며 한랭글로불린혈증(cryoglobulinemia)과의 연관성을 찾을 수도 있으나 현재까지는 인과관계가 불분명하다. 만성화된 경우를 제외하고는 두드러기는 대부분 열증(熱症)에 속하며 이에 대한 처방으로는 계마각반탕(桂麻各半湯), 월비탕(越婢湯), 양단탕(陽旦湯), 갈근탕(葛根湯), 대시호탕(大柴胡湯), 승기탕(承氣湯), 방풍통성산(防風通聖散), 백호탕(白虎湯), 소풍산(消風散) 등이 주로 사용되나 팔미환(八味丸), 부자이중탕

---

1 傷寒論, 辨厥陰病脈病症 6條, 手足厥寒, 脈細欲絶者, 當歸四逆湯主之. 若其人內有久寒者, 宜當歸四逆加吳茱萸生薑湯. 필자는 當歸 6g, 肉桂 6g, 赤芍藥 6g, 細辛 6g, 甘草 6g, 吳茱萸 6g, 生薑 6g에 원처방의 通草(일본의 諸書에는 木通으로 되어 있음)를 거하고 天雄, 人蔘, 蒼朮을 가해서 상용한다.

2 피부과학원색도감편찬위원회 편, 피부과학원색도감, pp316-321, 정담, 서울, 1999

합 계지탕(附子理中湯合桂枝湯) 등도 사용할 수 있다. 침구치료는 급성기에는 대추(大椎), 이간(二間), 삼간(三間)을 사혈(瀉血)하고 풍지(風池), 척택(尺澤), 삼음교(三陰交) 등에 침구치료를 한다. 만성기로 넘어가게 되면 풍지(風池), 합곡(合谷), 족삼리(足三里)를 취해서 비위(脾胃)를 보하는 방법도 사용해 볼 수 있다.[3]

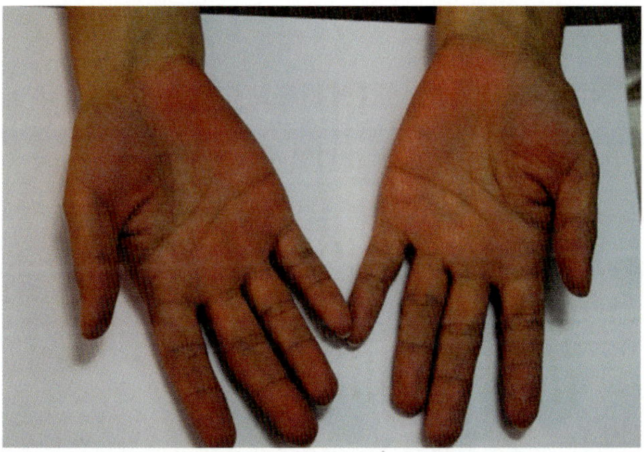

▲ Ice cube를 손으로 잡고 3분 후 촬영한 것으로 수장 척측부 피부에서 홍조를 띈 색조변화와 자통(itching pain)이 나타나기 시작했다.

3 馬紹龍, 現代中醫皮膚性病診療大全, pp457-466, 山西科學技術出板社, 中國, 1999

한방 임상이야기

10

혈고형(血枯型)의 피부소양증

40세, 여자
진료일 : 2009년 10월 7일

환자는 약 10년 전부터 찬바람, 따뜻한 목욕 등을 하면 허리의 벨트아래에서 다리, 허벅지까지, 팔꿈치 윗부분의 옷을 입는 부위, 브래지어를 하는 부위 등에 간지럼증이 나타나기 시작하였으며 최근 2, 3년 동안은 너무 간지러워서 각종 보습제를 사용하고 증상이 너무 심하면 피부과에서 주사 및 약물을 복용하곤 하였으나 그마저도 최근 1년 동안에는 전혀 효과가 없었으며 모친도 젊어서 피부건조증이 발생하여 현재까지 고생하고 있다고 했다.

증상분석

환자의 증상은 온도변화 등의 혈관신경에 대한 자극이 있으면 항상 상지, 하지 및 몸통의 내의로 압박되는 부위에 격렬한 소양감이 나타나고, 긁은 후에는 무수포성 구진으로 변하게 되는 유형의 담마진(蕁麻疹)이었다. 한의학적으로는 혈고부양(血枯膚痒)의 혈고겸양허겸표풍열(血枯兼陽虛兼表風熱)에 해당되어 당귀음자가감방(當歸飮子加減方[1]; 血枯方으로도 불림)에 사역탕(四逆湯: 乾薑, 天雄, 肉桂)의 내용을 각 9g씩 가미하고 석고(石膏)를 18g 더하여 처방했다.

1 當歸, 生地, 赤芍, 川芎, 何首烏, 刺蒺藜, 黃芪, 荊芥, 防風, 甘草〈醫宗金鑑〉; 當歸, 何首烏 各 12g, 刺蒺藜 9g, 生地黃 9g, 荊芥, 防風 各 6g, 甘草 3g

치료경과

- 2009년 10월 24일 : 복약 후 찬바람을 맞거나 목욕을 해도 몸이 거의 가렵지 않아서 기쁘고도 신기하게 생각하면서는 다시 내원하였다. 이에 동일한 약을 처방하고 1일 2회로 복용횟수를 줄였다.
- 2009년 11월28일 : 복약 후 기온이 하강해도 간지럽지가 않게 되어 치료를 중단하였다.
- 2010년 2월 1일 : 환자는 수일 전 스키를 타다가 넘어져 발생한 좌측 무릎 통증으로 내원하였으며 금년 영하 15도가 넘어가는 추위에도 간지럼증이 생기지 않고 잘 살고 있다고 하였다.

후기 및 고찰

일반적인 풍열형(風熱型)의 두드러기는 대청룡탕(大青龍湯), 월비탕(越婢湯), 패독산(敗毒散), 갈근탕(葛根湯), 양단탕(陽旦湯), 계마각반탕(桂麻各半湯) 등의 해표제(解表劑)를 사용하며, 혈고형(血枯型)의 두드러기는 당귀음자(當歸飮子)계열로 해결이 가능하지만 이처럼 오래된 두드러기는 풍열(風熱)이 경락의 운행을 저애하는 단계인 혈고(血枯)에 혈관신경접합의 이상인 양허(陽虛)와 기존의 외감풍열(外感風熱)이 병존하는 경우가 많다. 그래서 단순 당귀음자(當歸飮子)계열의 처방으로는 치료의 끝을 보기가 어려운 경우가 많으며 때로는 전혀 무효한 경우도 허다하다.

11 화폐상습진의 여학생(銅錢癬)

10세, 여자
진료일 : 2010년 1월 2일

환자는 2년 여 전 아무 원인 없이 얼굴에 습진이 조금씩 올라오더니 전신의 여기저기에서 동전만한 피부이상이 나타나 서울, 대구, 인천 등의 여러 병의원, 한의원에서 치료를 받았으나 호전되지 않고 대구에서는 면역을 높여준다는 한약을 복약한 후 갑자기 피부증상이 악화되어 더욱 고생을 한 경력이 있어서 한방치료에 대해 매우 회의적이었으나 본원의 치료 후 할머니의 증상(자궁경부암, 방사선 직장염 등)이 호전되는 것을 보고 내원하게 되었다.

증상분석

환자의 피부증상은 전형적인 화폐상습진의 양상을 보이고 있었으며(사진참조) 피부과 연고를 지속적으로 바르고 있었지만 새로운 습진이 나타나는 부위에 바르면 구진이 넓게 퍼져 점점 더 흉하게 된다고 하였다. 기타 소화기 및 수면, 과거력 등의 특이사항은 없었으며 언니도 어려서 극심한 아토피피부염으로 고생을 많이 했는데 어느 순간 자연적으로 없어졌다고 하였다. (1년 후 언니는 고선股癬으로 내원하게 되었다.)

이에 표풍열(表風熱)로 진단하고 황연해독탕가미방(黃連解毒湯加味方)[1]을

1 黃芩 6g, 黃連 6g, 黃柏 6g, 梔子 2g, 蒼朮 3g, 石膏 12g, 靑蒿 6g, 蒲公英 6g, 早角刺 6g, 甘草 2g : 환자의 체중은 27kg이었다.

10일 분씩 처방했다.

치료경과

- 2010년 2월 18일 : 습진의 색이 분홍색으로 변하기 시작하였다.
- 2010년 3월 23일 : 안면, 체간의 습진이 상당부분 퇴축되었다.(사진참조)
- 2010년 5월 8일 : 습진이 있던 부위의 어홍색이 모두 퇴축되어 백색의 흔적만 남게 되었으며 추가적인 출현도 없었다.
- 2010년 8월 23일 : 이미 모든 부위의 습진이 소실되었으며 매우 예쁜 피부로 변하게 되어 아이도 엄마도 모두 고마워하였다.(사진참조)

후기 및 고찰

화폐상습진은 동전선(銅錢癬), 송피선(松皮癬)이라고 하기도 하는데 초기에는 대부분 표풍열(表風熱)이다. 서양의학적으로는 자가면역질환으로 분류하여 다루고 있으며 스테로이드 내복, 외용 또는 급성 2차 감염기에는 항생제, 항진균제가 사용되고 있다.

어떤 경우에는 이런 환자의 체질을 바꾼다고 보양, 보혈을 하는 경우가 있는데 본문에 예시되어 있는 것처럼 치료가 아니라 악화가 될 수도 있다. 명현반응이라는 것은, 의사가 자신도 예측하지 못한 이상반응에 대해 환자에게 둘러대는 핑계가 아니라, 치료과정 중에서 반드시 나와야 하는 반응으로 한방피부과치료에서 극심한 명현반응이 나오는 경우는 많지 않다. 물론 의사가 충분히 예상했던 명현반응이라면 문제가 없으나 치료초기에 증상이 악화되는 것을 모두 명현반응이라고 하는 것은 무리가 있다. 피부질환 치료 중에 나타나는 대표적인 명현반응은 혈고형(血枯型)의 아토피피부염의 치료 중에 소양증이 심해질 수는 있지만 이 때는 처방 중에 청열해독(清熱解毒), 소산풍열(疏散

風熱), 청혈열(淸血熱)의 치료법을 추가하고, 대추사혈(大椎瀉血), 풍지(風池), 수삼리(手三里), 음릉천(陰陵泉), 삼음교(三陰交)등의 침구치료를 하며 만약 국소적인 염증이 심할 경우에는 대황분(大黃粉)을 도포하거나 해당 경락의 정혈(井穴)을 사혈(瀉血)하면 빠르게 안정된다. 이 때의 현상은 명현반응이라고 보는 것이 아니라 치료 중에 일어날 수 있는 여러 원인에 의한 일시적인 악화로 보는 것이 타당하다. 이 외에 대표적인 명현반응을 들면, 신경손상 치료 중 이미 탈수초현상이 확실한 경우에 한방치료를 해서 일정 정도 신경이 회복이 되면 더욱 극렬한 통증 및 이상감각이 나타나게 되는데 이것을 명현반응이라 할 수 있다.

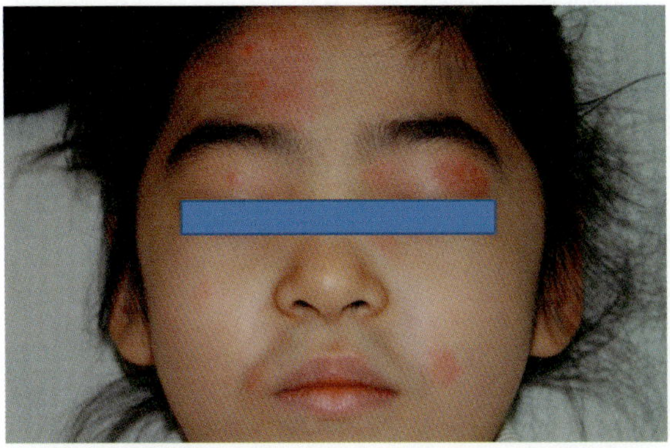

▲ 2010년 1월 2일

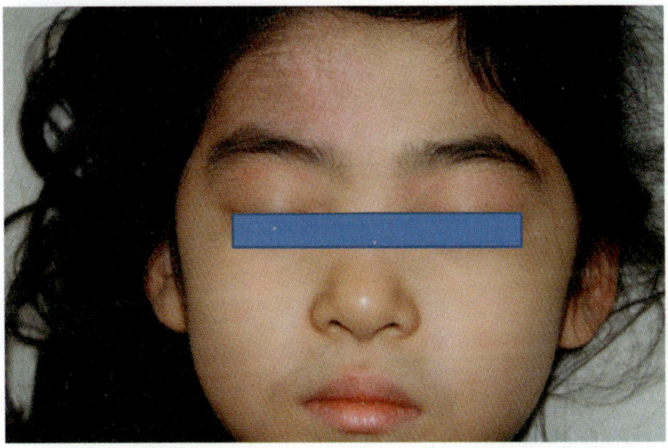

▲ 2010년 3월 23일

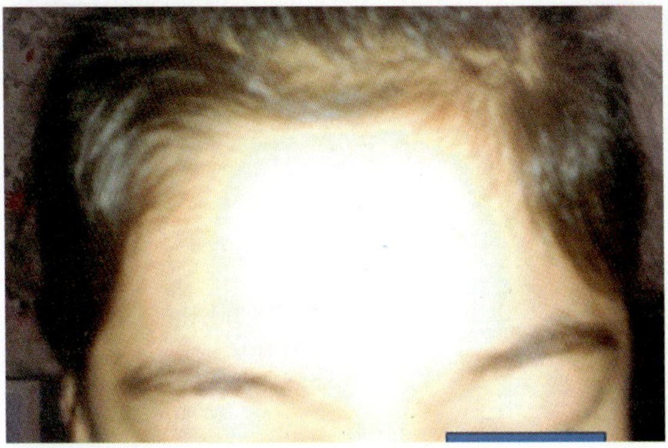

▲ 2010년 8월 23일

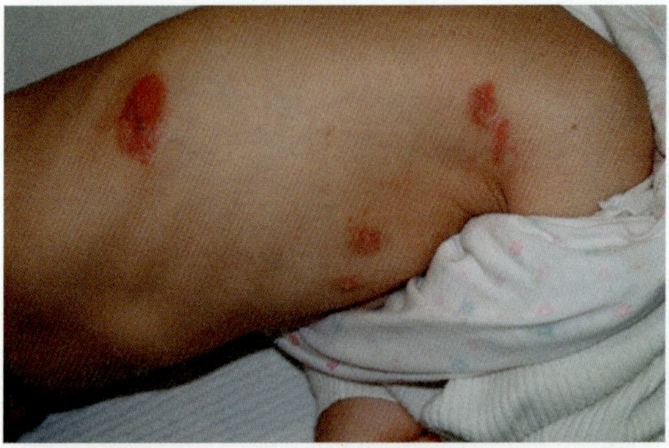

▲ 2010년 1월 2일

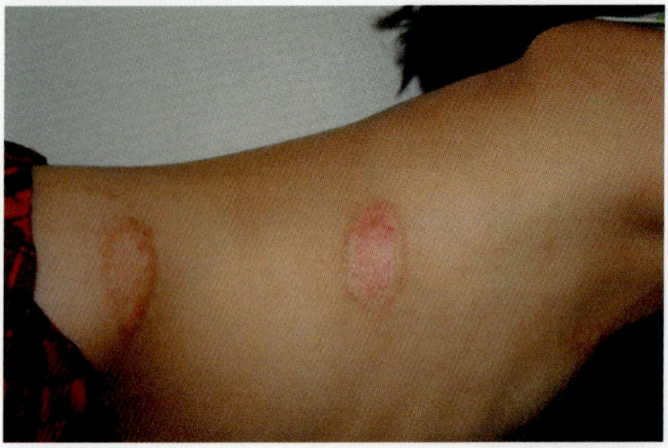

▲ 2010년 3월 23일

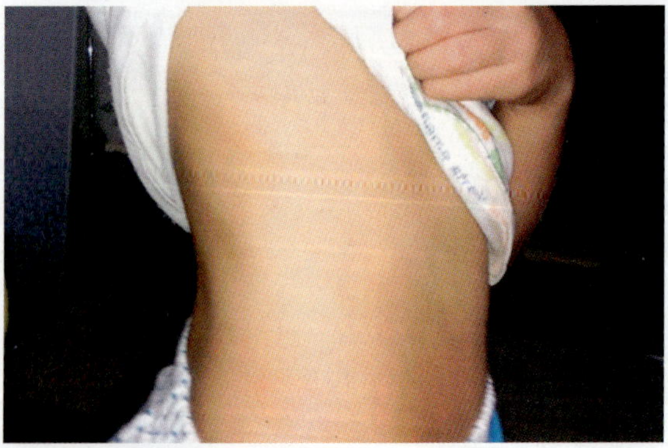

▲ 2010년 8월 23일

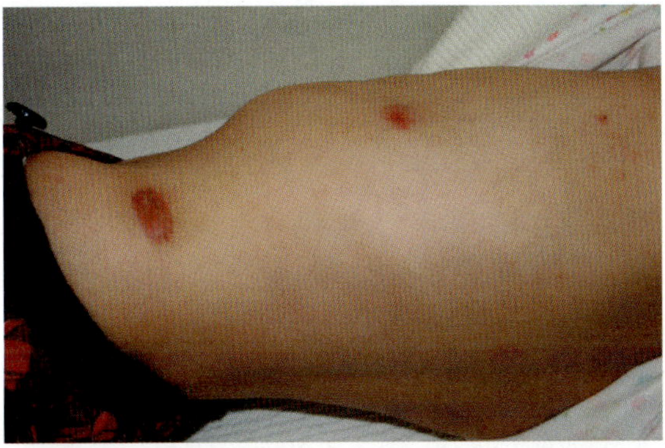

▲ 2010년 1월 2일

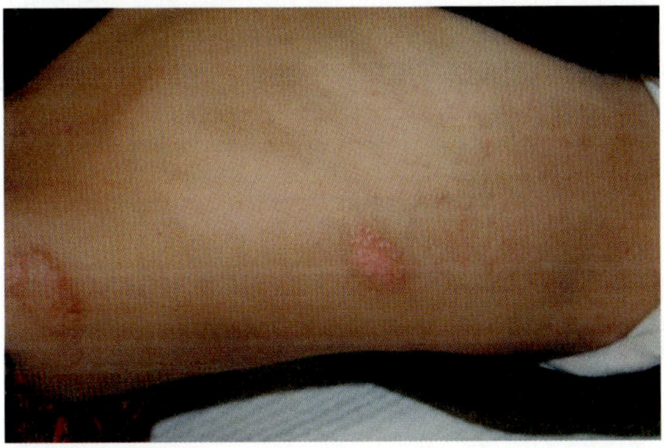

▲ 2010년 3월 23일

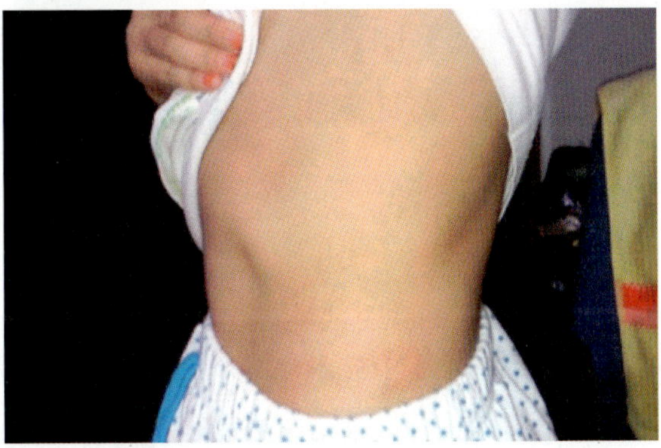

▲ 2010년 8월 23일

12

고질적인 화폐상습진(松皮癬)

35세, 여
진료일 : 2004년 5월 7일

환자는 수 년 전 첫아이(약 7년 전)를 임신하면서부터 양쪽 다리, 허벅지, 팔꿈치 등에 매우 간지러운 1mm정도의 새빨간 구진이 발생하였으며 그 후 첫아이를 출산한 후 약간 개선되었다. 그러나 둘째 아이를 출산한 후에는 좁쌀만하게 나오던 구진들이 합쳐지면서 동전만한 병소가 몸의 여기저기에 나타나서 지속적으로 피부과의 약물을 복용하고 외용약을 발랐으나 진퇴를 거듭하고 있었으며 금년 겨울이 되면서부터는 모든 치료에도 반응하지 않고 전신에 파급되어 현재는 양쪽 다리의 전후면, 양측 발등, 양팔꿈치, 팔뚝의 모든 부위에서 크기가 일정하지 않은 둥근 습진으로 되어 분비물이 나오고 있었다. 전신의 모낭이 닭살처럼 울퉁불퉁하게 되어 있었으며 간지러워서 긁으면 바로 빨갛게 되고 동그랗게 습진으로 변하였으며, 이 밖에 피부과의 약을 복용하면서부터 소화가 잘 안되고 가끔 쓰리기도 하였다.

증상분석

환자의 습진은 화폐상습진으로 상당히 난치에 속한다고 판단하였으며 임신 출산 후에 발생한 것으로 보아 충임맥(衝任脈)의 허약에 감염이 합하여 발생한 것으로 볼 수 있었다. 기타 증상으로는 복진, 설진, 대소변, 피부색 등등의 어떠한 변화도 없었다. 이에 선방활명음(仙方活命飮r)[1]에 석고(石膏) 15g, 황금(黃芩) 9g, 의이인(薏苡仁) 15g을 가하고 천산갑(穿山甲)은 제외하여 처방했다.

치료경과

치료 2개월 후 전신의 소양감이 감소하였으며 삼출액의 양도 감소하기 시작했다. 증상은 차츰 개선되어 2005년 5월 16일을 마지막으로 치료를 종료하였다.

그 후 환자는 6개월 후인 11월 과로와 날씨가 추워지면서 양쪽 다리에 깨알만한 구진이 다시 나타나 약 3개월 간 추가적으로 치료하였으며 그 후로는 재발하지 않고 현재까지 잘 지내고 있다.

후기 및 고찰

화폐상습진의 원인은 불명하며 아토피피부염, 금속알레르기, 곤충교상, 유전적 요인, 세균과의 관련성을 의심하고 있으나 그 인과관계는 확실하지 않다. 한의학적으로는 표풍열(表風熱)에 해당되는 경우가 대부분이며 치료에 장시간을 요하는 질환이다.

서양의학적으로는 스테로이드와 항진균제가 사용되고 있지만 만성화된 경우에는 속수무책이다.[2] 간혹 혈고형(血枯型)의 화폐상습진도 있으나, 그런 경우는 수 년 동안의 강력한 항염증약물의 내복, 외용 후에나 볼 수 있는 경우로,

1 東洋醫學叢書, 一中社, 第4劵3篇 方劑學 218p, 1990: 仙方活命飮〈校洲婦人良方〉,白芷, 貝母, 防風, 赤芍, 當歸尾, 甘草, 皂角刺, 穿山甲, 天花粉, 乳香, 沒藥, 金銀花, 陳皮. 主治 癰瘍腫毒初起, 熱毒壅聚, 氣滯血瘀. 독자들은 219p 四妙勇安湯의 金銀花3兩의 내용도 참조하기 바라며 약물을 사용할 때 필요시에는 강하게 사용해야 한다.

2 대한일차진료학회, 피부과질환의 일차진료 제1권, pp92-95, 미래출판사, 2004

임상에서 만나게 되는 대부분의 화폐상습진은 열증(熱症)에 해당된다고 할 수 있다.

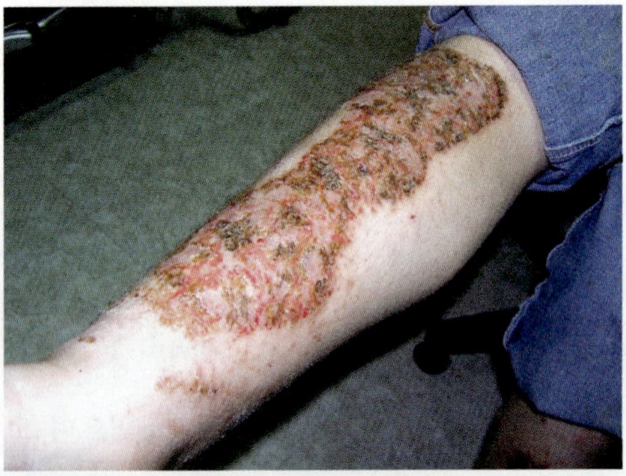

◀ 2004년 5월 7일

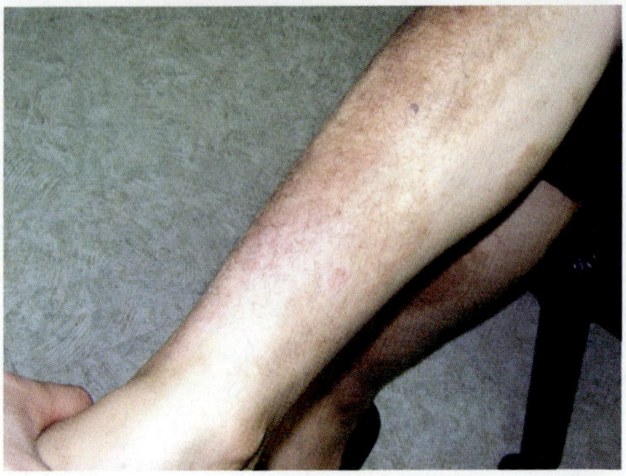

◀ 2004년 7월 1일

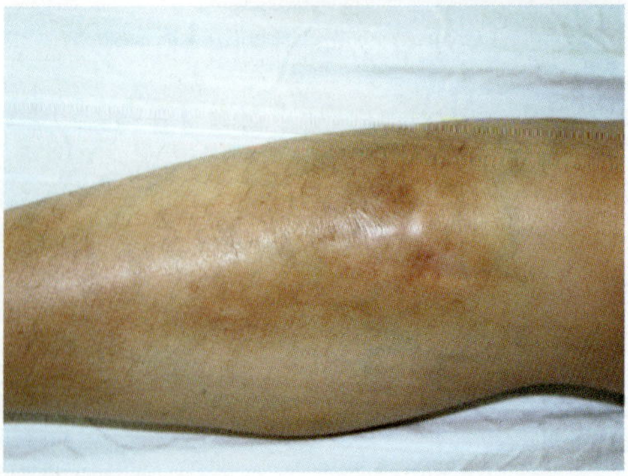

◀ 2005년 5월 16일

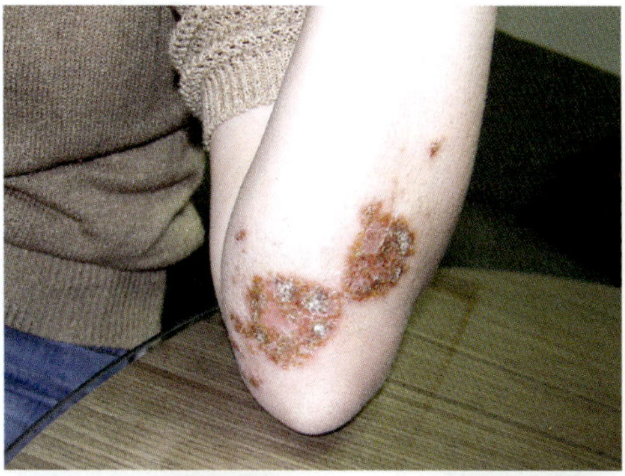

◀ 2004년
5월 7일

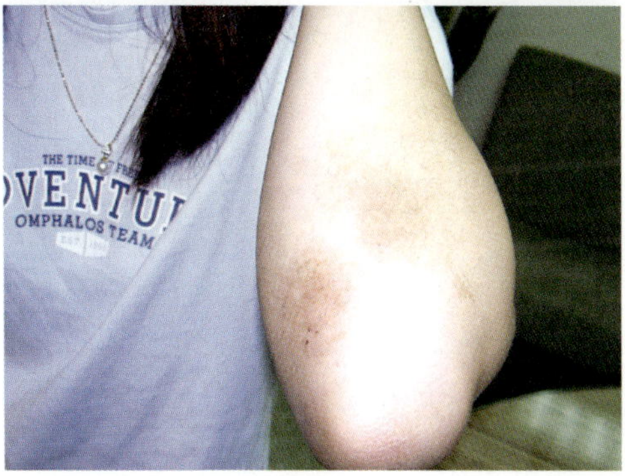

◀ 2004년
7월 1일

CHAPTER 3

자/가/면/역/질/환

01 특발성 혈소판감소성 자반증(ITP)

55세, 여자
진료일 : 2007년 10월 11일

환자는 2004년 아무 이유 없이 피하에 자반증이 나타나 대학병원에서 본 질환으로 진단되었다. 당시 환자는 소론도(prednisolone)를 상당량 복약하여 체중의 증가 및 혈당이상 등이 나타나 약을 천천히 감량하였으나 약물의 감량에 따라 혈소판의 수치도 하강하였으며 한때 출혈이 극심하여 수 차례 수혈 및 지혈제의 처방으로 위기를 넘겼으나 지속적으로 혈소판이 상승하지 않아 2007년 3월 비장을 절제하였으며 절제 직후 혈소판 7만까지 상승하였으나 다시 최근에는 5천에서 1만 정도가 되었다. 현재 소론도(prednisolone 5mg)를 1일 2알 복용하고 있었으며 기타 다른 약물복용이나 지병은 없었다.

증상분석

환자의 ITP는 아무런 원인이 없었으며 초기에는 은진내함(癮疹內陷)의 표증발반(表症發斑)에 해당되나 각종 소염 및 면역억제의 치료 후에는 본래의 증상이 변화하여 간혈허(肝血虛)에 해당된다. 이에 성유탕가미방(聖愈湯加味方[1])을 처방하려고 하였으나 환자는 공진단(拱辰丹)이 이 병에 특효약이라는 소문을 듣고 왔다고 하여 공진단(拱辰丹)을 1알씩 1일 3회 복용하도록 하였다.

1 黃芪 18g, 當歸 4g, 川芎 4g, 生地 4g, 赤芍 4g, 丹蔘 3g, 炙甘草 3g, 人蔘 2g, 乾薑, 天雄, 肉桂 各 6g, 黃芩 6g, 山藥 15g, 艾葉 15g

치료결과의 추적은 2주마다 내과에서 혈소판검사를 하도록 했다.

치료경과

공진단(拱辰丹)을 복용하면서 환자의 추적했는며 5천, 6만, 3천, 5만, 3천으로 아주 큰 폭의 변화를 보였으며 2일전 측정한 혈소판 수치가 3천이어서 매우 낙담한 채로 12월 6일 본원에 내원하였다. 처방은 이전에 결정한 방향으로 하고 2주에 1회 검사하도록 하였다.

그 후의 변화는 다음과 같다.

- 2007년 12월 20일 : plt 7만
- 2008년 1월 3일 : plt 1만
- 2008년 1월 31일 : plt 9만 6천
- 2008년 2월 14일 : plt 5만 3천, 소론도 1일 1알(5mg)로 감량함
- 2008년 2월 28일 : plt 12만 8천
- 2008년 3월 29일 : plt 16만 8천, 소론도 중단함
- 2008년 4월 12일 : plt 9만 6천, 한약도 1일 3회의 복용에서 1일 2회의 용량

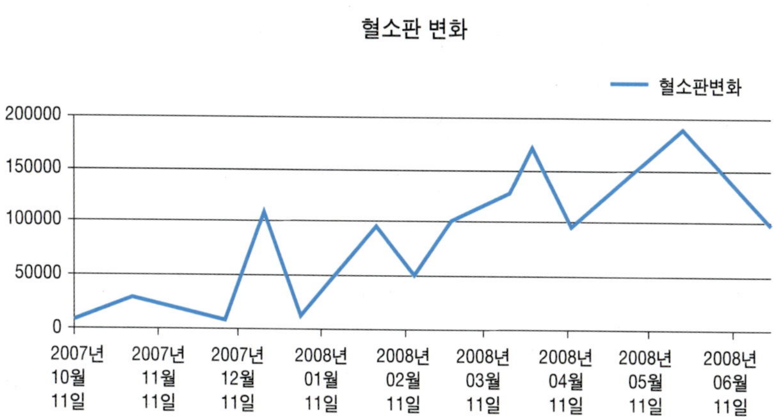

으로 감량 시작함

- 2008년 5월 23일 : plt 18만7천, 한약 1일 1, 2회의 용량으로 감량함
- 2008년 6월 4일 : plt 10만, 한약 중단함

후기 및 고찰

환자는 그 후의 추적검사에서 현재까지 혈소판이 10만 이상을 유지하고 있다. 불응성 ITP는 스테로이드, 면역억제제, 비장절제 등의 치료에 반응이 없는 특발성 혈소판감소성 자반증을 의미하는 것으로 기타 ITP의 면역이상단계를 넘어선 것이다. 즉 초기의 ITP는 외감(外感)의 열증(熱症)으로 갈근금연탕(葛根芩連湯), 은교패독산(銀翹敗毒散), 지골피음(地骨皮飮), 황연해독탕(黃連解毒湯) 등의 외감(外感) 관련처방에 측백엽(側柏葉), 애엽(艾葉) 등의 지혈약을 가미하면 통제될 수 있으나 현재의 의료상황은 일단 증상발생 후에 서양의학적인 치료를 거쳐 만성화된 후에 한의학적 치료를 하게 되는 경우가 대부분이다. 이때는 대부분 간혈허(肝血虛)에 해당되며 장기간의 이환으로 인해 신양허(腎陽虛)를 겸하게 된다. 또한 이 질환의 치료시에 주의할 점은 대부분이 서양의학적인 치료를 하면서 한방치료를 시작하는 것인데 이때는 동서양의학의 장점만을 사용해야 한다. 한방치료를 시작하게 되면 혈소판의 파동이 시작되며 이 파동이 점차로 완만해지면서 혈소판이 약 5만 이상을 유지하게 될 때 서양의학적인 치료를 천천히 감량하게 된다. 그 후 점점 상승하여 약 10만을 돌파하고 다시 그 이상으로 올라가게 되면 그 때부터는 서양의학적인 치료를 모두 중단해도 되며 약 3개월에 걸쳐 한방치료도 중단하고 그 후에는 정기적인 관찰만 하면 된다. 이러한 방식으로 치료된 경우에는 재발의 가능성이 상당히 낮아지는데 만약 혈소판의 상승과 동시에 갑자기 모든 치료를 중단하게 되면 상당히 곤란할 수도 있다. 이 질환은 단기간에 치료되는 경우는 극히 적으며

각종 면역억제치료를 거치게 되면 초기의 자가면역반응은 없어지고 간, 신, 골수의 이상으로 변화될 수도 있다.

02

구강궤양, 하지 홍반의 베체병

49세, 여자
진료일 : 2011년 6월 20일

환자는 오래 전부터 최소 한 달에 한 번 정도 입안과 목 안쪽에 궤양이 발생하였으며 양쪽 다리에도 약 1cm이 안 되는 붉은 반점이 출몰하고 최근에는 피로가 극심하여 2일 전에 피부과에 가니 베쳇병이 의심스러우니 대학병원에 가보라고 하면서 일단 약물(피디정, methylprednisolone 5mg/day)을 처방해 주었다. 그러나 환자는 대학병원에 가기 싫어 본원에 내원하였다.

증상분석

환자의 재발성 구강궤양, 다리의 홍반은 베쳇병을 확신할 수 있었다. 내원 당시에는 스테로이드를 복용하고 있었기 때문에 다리의 반점은 볼 수 없었다. 이에 필자는 일단 스테로이드를 지속적으로 복약하고 그래도 증상이 지속되면 한방치료를 하자고 하였으나 환자는 이미 인터넷에서 스테로이드부작용 및 다른 환자들의 고통을 알아봤으니 즉시 한방치료를 하자고 했다.

이에 면역항진의 삼초실열겸허열(三焦實熱兼虛熱)로 판단하고 황연해독탕가미방(黃連解毒湯加味方)[1]을 처방하고 다시 대학병원의 검진을 받으라고 권유했다.

1 黃芩 9g, 黃連 9g, 黃柏 9g, 青蒿 9g, 地骨皮 9g, 蒲黃 18g, 麥門冬 6g, 甘草 6g

치료경과

- 2011년 7월 1일 : 한약 복약과 동시에 환자는 임의로 스테로이드를 중단하였다. 스테로이드 중단 후 양쪽 다리에 홍반이 나오고 발목에 통증이 발생하였다. 이에 스테로이드를 다시 복용하도록 권고하고 증상이 안정되면 천천히 중단하도록 하였다.
- 2011년 7월 18일 : 필자의 권고대로 대학병원의 류마티스과에서 약물을 복약하고 있었으며(methylprednisolon 10mg/day, 항히스타민제, 제산제) 복약 중에도 다시 구강에 작은 궤양이 출몰하고 있었다.
- 2011년 8월 2일 : 최근 구강의 궤양이 수도 많아지고 크기도 커졌다. 이에 처방의 포황(蒲黃)을 30g으로 증량했다.
- 2011년 8월 19일 : 구강궤양과 인후부의 궤양은 현재 나타나지 않고 있으나 다리에 반점이 몇 개씩 출몰하고 있었다.
- 2011년 9월 14일 : 구강과 인후의 궤양은 없으나 입술의 가장자리와 전신의 피부에 1주일에 1, 2회 정도 1mm이하의 빨간 반점이 몇 개 나타났다가 그 다음날이면 없어진다고 했다. 5일 전 류마티스과에서는 이제 증상이 별로 없으므로 스테로이드를 중단했다.
- 2011년 10월 26일 : 최근 시아버님께서 별세하여 과로한 후 다리에 몇 개의 반점이 나타났으나 금방 소실되었다. 복약 횟수를 1일 3회에서 1일 2회로 감소하였다.
- 2011년 11월 16일 : 최근에는 구강, 인후에도 궤양이 없으며 반점도 나오지 않게 되었다. 이에 복약 횟수를 1일 1, 2회로 감소하였다.

후기 및 고찰

환자는 그 후 다리의 반점은 나오지 않고 있으며 구강 및 인후의 궤양은 너무 피곤하면 아주 조그맣게 1mm도 안되는 크기로 나오려다가 바로 소실되고 있다. 치료를 종료하면서 추후에 극심한 피로, 감기 등의 일련의 사건 후에 재발경향을 보이면 다시 치료하기로 했다.

베첫병은 한의학적으로 고혹증(孤惑證)에 해당되며 금궤요략(金櫃要略), 의종금감(醫宗金鑑), 맥경(脈經) 등에 구강, 생식기, 인후, 안구, 피부에 대해 다음과 같이 자세하게 설명되어 있다.

孤惑之爲病, 狀如傷寒, 默默慾眠, 目不得閉, 起臥不安, 蝕于喉爲惑, 蝕于陰爲孤. 不慾飮食, 惡聞食臭, 其面目乍赤乍黑乍白. 蝕于上部則聲嗄, 甘草瀉心湯主之. 蝕于下部則咽乾, 苦參湯洗之. 蝕于肛者, 雄黃熏之(金櫃要略)

孤惑, 牙疳, 下疳等, 瘡之古名也, 近時惟以疳呼之, 下疳卽孤也, 蝕爛肛陰. 牙疳卽惑也, 蝕咽腐齦, 脫牙穿腮破脣, 每因傷寒病後餘毒, 與濕匿之爲害也. 或生斑疹之後, 或生癖疾下利之後, 其爲患亦同也. 狀如傷寒, 爲發熱憎寒也. 默默慾眠, 目不得閉, 爲其病或在陰, 或在陽, 故臥起不安也. 此病由蟲, 蟲聞食臭而動, 動則令人心煩, 故不慾飮食, 惡聞食臭也. 面目乍赤乍黑乍白, 亦由蟲動交亂胃中, 胃主面, 故色無定也. 或蝕于上部之喉, 故先聲嗄, 毒在喉也. 孤蝕於下部之陰, 故先咽乾, 毒在陰也(醫宗金鑑)

病人或從呼吸上蝕其咽, 或下焦蝕其陰, 蝕上爲惑, 蝕下爲孤, 孤惑病者, 猪苓散主之. 病者脈數, 無熱微煩, 默默但慾臥汗出, 初得之三四日, 目赤如鳩眼, 七八日目四眥黑, 若能食者, 膿已成也, 赤小豆當歸散主之(脈經)

數主瘡主熱, 今外無身熱而內有瘡熱, 瘡之熱在于陰, 故默默但慾臥也. 熱在於陽, 故微煩汗出, 然其病初得之三四日, 目赤如鳩眼者, 是熱蘊于血, 故眥絡赤也. 七八日四眥皆黑者, 是熱於血腐, 故眥絡黑也. 若不能食, 其毒尙伏諸裏; 若已能食, 其毒已化成膿. .... 經云: 脈數不止而熱不解, 則生惡瘡. 今膿成何處, 大率在喉與陰肛, 皆積熱生蟲, 亦積熱成膿, 是亦惡瘡之類也.(醫宗金鑑)

베체병은 피부와 점막계, 안과계, 장관계, 호흡기계, 근골격계, 신경계 등에 증상이 나타날 수 있으며 증상의 경중은 매우 다양하다. 정확하게 이 질환을 진단하는 이학적 진단표준은 없으며 증상적으로 진단하게 된다. 서양의학에서는 증상완화, 염증개선, 면역조절 등의 측면에서 접근하고 있으며 증상의 경중에 따라 치료의 방법이 다르게 된다. Corticosteroid, anti-TNF 약물들(inflximab, etanercept 등), colchicines, azathioprine, cyclosporine, IF-a2 등이 사용되고 있으며 기타 약물들이 추가된다.

한의학적으로는 삼초열(三焦熱)과 소양열(少陽熱)이 결합된 유형이 가장 많으며 각종 서양의학적인 치료를 통하여 면역이 저하된 경우도 있으나 그리 많지 않다. 경증(輕症)인 경우에는 소시호탕(小柴胡湯), 황연해독탕(黃連解毒湯), 지백지황탕(知柏地黃湯), 당귀육황탕(當歸六黃湯), 온청음(溫淸飮) 등에 가미하여 장기간 치료하면 개선되나 만약 자연적인 경과 또는 과도한 서양의학적인 치료로 인해 면역계, 신경계, 간신 등에 추가적인 병변이 발생된 경우에는 더욱 복잡한 치료방법을 사용해야 한다. 이에 대한 내용은 추후 증례를 통해 기재하도록 하겠다.

03

궤양성 대장염의 학생

19세, 남자
진료일 : 2008년 2월 21일

환자는 약 7, 8년 전 초등학교 5, 6학년 시기부터 증상이 시작되어 대형병원에서 궤양성대장염으로 진단받았으며 증상이 극심할 때마다 입원과 약물치료를 반복하였다. 그 증상은 하루에도 10회 이상, 야간에도 2, 3회 정도 설사와 변비가 교대로 나타나고 대변이 점액처럼 되면서 선홍색의 출혈이 동반되었다. 매번 증상발생시 지역 내과의 치료로는 호전되지 않아 이전의 병원에서 치료를 해야만 겨우 증상이 안정되곤 하였다.

이번 발증은 약 1개월 전 아무 이유없이 발생하였으며 내과의 내복약 및 주사치료를 받았으나 복통(좌측 腹結穴주위), 설사, 변비, 전신의 열감, 점액 및 출혈이 섞인 대변이 반복되는 증상이 지속되었다.

증상분석

환자의 증상은 과민성대장증후군의 극심한 형태에서 나타나는 점액변과 유사하였으나 선홍색의 출혈과 점액이 동시에 나오는 것으로 염증성 장질환을 의심할 수 있었으며 크론병에서 나타날 수 있는 만성적인 유착성 경과를 거치지 않았으므로 궤양성대장염을 확인할 수 있었다. 환자의 궤양성대장염은 한의학적으로 장옹(腸癰), 장독(腸毒)의 사하적백(瀉下赤白), 적백리(赤白痢)에 해당하는 것으로 이에 미약한 표증(表症)의 조열(潮熱)을 동반하고 있었으므로 백두옹탕(白頭翁湯)[1]에서 백두옹을 거하고 갈근(葛根) 9g(주방을 葛根芩連湯의 의미로 변환함), 변혈(便血)의 지유(地楡), 괴화(槐花) 각 9g, 조열(潮熱)의 청호(青蒿), 지골피(地骨皮) 각 9g, 대장경(大腸經)의 방풍(防風) 6g을 가하여 1주일을 처방한 후 증상변화의 여부에 처방을 변경하기로 하고 침구치료는 이간(二間), 삼간(三間)을 사혈하고 양릉천(陽陵泉), 상거허(上巨墟)에 자침하였다.

치료경과

- 2008년 3월 3일: 환자의 설사, 변비, 출혈, 점액양 대변, 조열 등이 대부분 호전되어 1일 2, 3회의 약간 묽은 대변이 나오며 복통도 거의 소실되었다.

후기 및 고찰

2008년 3월의 치료 후 환자는 2009년 9월 내원하였으며 그 동안 증상이 재발하지 않아서 잘 지내고 있으나 최근 수능시험준비로 매우 피곤하다면서 내원하였다.

모든 궤양성대장염이 이 증례처럼 빠르게 호전되는 것은 절대로 아니다.

궤양성대장염의 정확한 한방명칭은 없으며 적백리(赤白痢), 휴식리(休息痢), 구사(久瀉), 장비(腸痺), 체하(滯下) 등으로 명명되기도 하지만 임상적으로는 증상에 따라 처방하는 것이 합당하며 스테로이드, 항생제 등의 강력 소염제를 장기간 사용후의 허한증(虛寒症, 약물성 장점막의 위축으로 영양흡수 장애가 동반된 경우 또는 약물이 효현되지 않고 부작용이 우세하게 된 경우)이 아니라면 실열증(實熱症)이 우세하다. 열증(熱症)에는 백리(白痢), 적백리

1 金櫃要略, 嘔吐噦下痢第17의 42조, 白頭翁, 黃連, 黃柏, 秦皮.

(赤白痢), 오색리(五色痢), 농혈리(膿血痢), 역리(疫痢) 등을 참고하며 허실협잡(虛實挾雜)의 경우에는 수곡리(水穀痢), 휴식리(休息痢), 습리(濕痢), 적리(赤痢), 구리(久痢)를 참조하여 처방한다.[2] 만병의약고문(萬病醫藥顧問)[3]의 내과외감편(內科外感篇) 리질증(痢疾症)의 열리류(熱痢類)에서는 백두옹탕(白頭翁湯)과 사역산(四逆散)으로 명확하게 구분하여 설명하고 있다. 치료기간을 단축시키기 위한 지혈제로는 지유(地楡), 괴화(槐花)를 주로 사용하며 때로는 백급(白芨), 측백엽(側柏葉)을 첨가할 수 있으며 수양변(水樣便)의 양상이 더욱 심할 경우에는 오령산(五苓散)을 합하기도 하고 영양장애증후(痺症, 근련 및 미네랄부족증후)가 나타나면 인삼(人蔘), 당삼(黨參), 창출(蒼朮), 백출(白朮) 등을 가하며, 대장의 인경약(引經藥)으로는 방풍(防風), 백지(白芷)가 사용된다. 동의보감의 백리문(白痢門)의 하간(河間)의 주석은 현대의학적인 관점에서 해석해도 대단하다고 생각한다.[4]

현대의학적으로 이 질환은 원인불명의 질환으로 자가면역 및 유전학적, 환경적 원인 및 유인이 인정되고 있으나 정설은 없다. 유사한 질환으로 크론병이 있지만 크론병은 분절성 폐쇄에 의한 증상 및 자가면역질환의 특징을 보이곤 한다.[5] 그러나 한의학적으로는 증상이 있을 때는 대동소이한 치료방침으로 대처하지만, 증상이 소실된 후의 조리방법은 기허(氣虛)의 개념을 추가하여 황기(黃芪), 오가피(五加皮) 등을 소량 가미하여 장기간 조리하면 천천히 육아조직이 재생되면서 치유된나.

2 전국한의과대학, 비계내과학, pp108-124, 그린문화사, 서울, 1991

3 陸青節, 萬病醫藥顧問, 大中國圖書公司, 臺北

4 許浚, 東醫寶鑑, 內景篇 白痢, 대성문화사, 1992//痢爲濕熱甚於腸胃怫鬱而成其病皆熱證也俗以痢白爲寒誤也如熱生瘡癤而出白膿可以白爲寒乎若以白爲寒赤爲熱則兼赤白者乃寒熱俱甚於腸胃之間而爲病乎況下迫窘痛小便赤澁而痢白者亦多有之爲熱明矣〈河間〉

5 Kasper 등, Harrison's 내과학, pp1937-1950, 도서출판 MIP, 서울, 2006-

궤양성 대장염의 중년여성

만45세, 여자
진료일 : 2010년 11월 27일

환자는 이전부터 대변을 자주 보는 경향이 있었으며 대장내시경에는 정상이었다면서 2년 전 내원하였으며 당시의 증상은 1일 2, 3회의 끈적끈적한 대변이 나오고 때로는 딱딱하게 나오기도 하며 음식을 먹으면 잘 역류한다고 내원하여 소반하가복령탕가감방(小半夏加茯笭湯加減方)으로 약 3개월 치료 후 모든 증상이 호전되어 치료를 종료하였다. 당시 환자는 과민성대장증후군이라고 내과에서 말했다고 하여 필자는 비록 대장내시경에서는 증상이 보이지 않지만 궤양성대장염이 강력하게 의심된다고 한 적이 있었다.

그 후 잘 지내다가 2주전 배변횟수가 증가하고 배변시에 혈액이 섞여 나와 집근처의 병원에서 내시경검사를 하고 조직검사 후 궤양성대장염으로 판정되었으며 내과약(메살라진, 엽산: 복약 후 입이 너무 마른다고 함)과 작두콩[1]을 먹은 후 배변의 횟수는 감소했으나 아침에 2회 정도 점액변이 나오고 저녁에는 뿌연 대변을 보기도 하고 있으며 혈변은 배변시 조금씩 섞여서 나오며 가끔 위가 꼬이듯이 아프기도 한 상태로 본원에 내원하였다.

1 도두(刀豆): 콩과의 한해살이풀 작두콩 canavalia gladiate DC.의 종자,

증상분석

환자의 증상은 하복통, 배가 부글거림, 뒤가 묵직함(後重), 점액변, 배변출혈이 있었으며 사진에서 보는 것(이하의 치료 전 사진)과 동일하게 여러 부위에서 염증이 관찰되고 있으며 항염증제를 복용하고 있었지만 증상이 제압되지 않고 있었다. 설태미백미후(舌苔微白微厚)하였으며 맥긴세삽(脈緊細澁)하였다.

이에 황연해독탕(黃連解毒湯)에서 거치자(去梔子)하고 지혈(止血)의 지유(地楡), 괴화(槐花), 측백엽(側柏葉), 인경(引經)의 방풍(防風), 백지(白芷)를 가미하였다[2].

치료경과

- 2010년 12월 27일 : 배가 부글거리는 것, 뒤가 묵직한 증상이 소실되었으며 대변이 아직은 형체가 되어 나오지 않으나 이전처럼 확 풀어지지는 않게 되었다.
- 2011년 1월 25일 : 가끔씩 배변시 점액이 매우 소량 비칠 때가 있으나 안 나올 때가 더 많게 되었다.
- 2011년 2월 22일 : 가끔 오후에 화장실이 가고 싶어서 가면 가스만 나오고 1주일에 1, 2회 정도 배변시에 쌀뜨물처럼 한 두 방울 나올 때가 있었다.
- 2011년 3월 22일 : 최근에는 정상적인 배변이 되었으나 이제 저녁 신경을 쓴 후 대변이 묽어졌지만 복통은 심하지 않았다. 이에 약의 복용횟수를 1일 2회로 감량하였다.
- 2011년 3월 31일 : 대장내시경검사에서 이전의 극심한 궤양 및 염증이 대

2 黃芩 9g, 黃連 9g, 黃柏 9g, 蒼朮 9g, 甘草 6g, 地楡 6g, 槐花 6g, 側柏葉 18g, 防風 6g, 白芷 6g

부분 소실되었다.

- 2011년 5월 3일 : 며칠 전에 아들이 다쳐서 놀란 후 2일전에 점액이 소량 섞인 대변이 한 번 나왔으나 그 후로는 정상적으로 회복되었다.
- 2011년 6월 30일 : 최근에는 신경을 많이 써도 대변이 변하지가 않게 되었다. 이에 약물의 복용횟수를 1일 1, 2회로 다시 감량하였다.

후기 및 고찰

궤양성대장염을 치료하면서 실패도 해 보고 호전되어 완치되고 수년간 재발하지 않고 있는 경우도 적지 않으나 현재 한의학적인 진료체계에서는 환자의 주관적인 증상만을 듣고 약물을 처방하게 되는 경향이 있다. 그러나 동일한 병명을 가지고 오는 환자라고 하더라도 그 출혈의 양상은 매우 다르다. 이 증례처럼 내시경사진을 보고 확진을 한 후에 치료를 하게 되면 치료의 성공률이 높아지지만 환자의 증상, 환자가 의사에게 내미는 병명만으로 치료를 하게 되면 성공을 보장할 수 없다. 동일한 병명이라도 그 치료법은 같을 수가 없다는 점을 명심해야 한다.

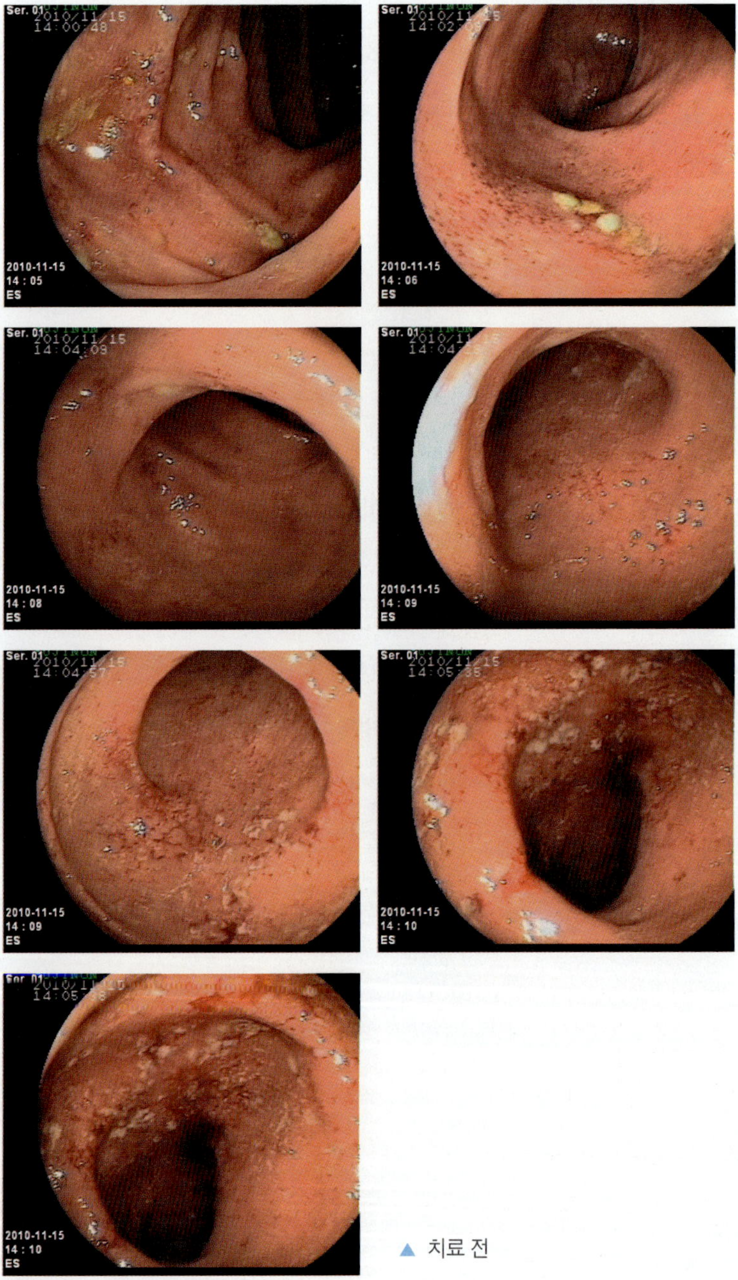
Ser. 01
2010-11-15
14 : 05
ES
Ser. 01
2010-11-15
14 : 06
ES
Ser. 01
2010-11-15
14 : 08
ES
Ser. 01
2010-11-15
14 : 09
ES
Ser. 01
2010-11-15
14 : 09
ES
Ser. 01
2010-11-15
14 : 10
ES
2010-11-15
14 : 10
ES

▲ 치료 전

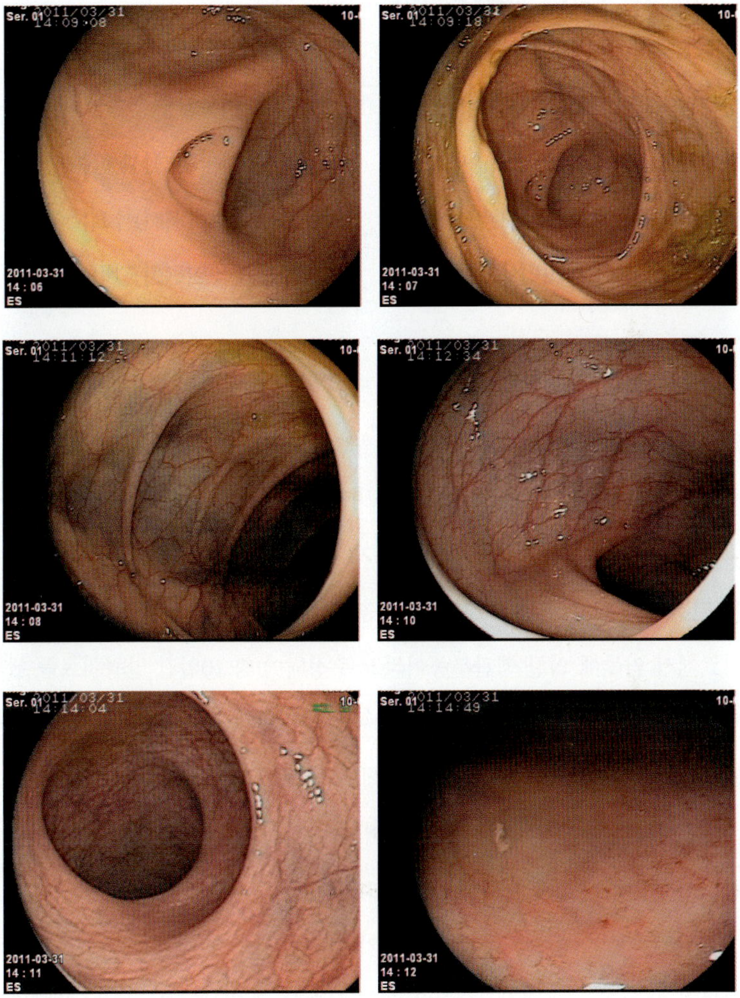
Ser. 01
2011/03/31
14:09:08
2011-03-31
14 : 06
ES
Ser. 01
2011/03/31
14:09:18
2011-03-31
14 : 07
ES
Ser. 01
2011/03/31
2011-03-31
14 : 08
ES
Ser. 01
2011/03/31
14:12:34
2011-03-31
14 : 10
ES
Ser. 01
2011/03/31
14:14:04
2011-03-31
14 : 11
ES
Ser. 01
2011/03/31
14:14:49
2011-03-31
14 : 12
ES

▲ 치료 후

05

맥관부종 후유증

35세, 여자
진료일 : 2008년 4월 19일

환자는 금년 2월 초에 수두를 앓게 되어 지역 의원에서 각종 약물을 복용하였으나 증상이 개선되지 않아 종합병원으로 옮겨서 치료를 시작했다. 그런데 치료 시작 후 며칠이 지나서 갑자기 고열과 함께 두드러기가 여기저기서 나타나고 얼굴과 손발이 심하게 부어 오르기 시작하였으며 급기야 숨이 막힐 것 같은 기침이 시작되었다. 그래서 급히 응급실에서 치료를 하고 그 다음날 외래진료에서 약물에 의한 맥관부종이라고 추정되어 약 10일간 입원치료를 했다. 입원 중 검사한 각종 알러지유발검사에서는 모두 음성으로 판명되어 약물에 의한 맥관부종이 확진되었으며 향후에도 이런 알러지를 유발할 수 있는 약물 목록을 주었는데 케롤, 모트린, 인도메타신, 인도시드, 임바론, 클리노릴 등은 반드시 금기하라고 병원 주치의가 알려줬다.

그런데 극심한 알러지증상은 입원치료 후에 개선되었으나 발병 후부터 현재까지 아주 조금만 피곤하다는 느낌이 있으면 그 다음날 아침에는 예외 없이 손과 발, 얼굴이 부어서 탱탱하고 열이 나면서 통증이 나타났다. 그래서 대학병원에서 소론도(prednisolone 5mg - 4tab/day)를 처방하였으나 증상이 없어지지 않아 내원했다.

증상분석

환자의 증상은 약물알러지성 맥관부종으로 금지약물에서 보듯이 인도메타신계열의 해열진통제가 유발원인인 것으로 추정되었다. 이에 급성기를 지난 만성기의 소양열(少陽熱)에 해당되어 소시호탕가미방(小柴胡湯加味方)[1]을 1주일 분 처방하고 대추(大椎), 이간(二間), 삼간(三間)을 사혈(瀉血)하고 풍지(風池), 척택(尺澤), 삼음교(三陰交)에 침구치료를 하려고 하였으나 시간 사정상 침구치료는 생략하였다.

치료경과

- 2008년 4월 26일 : 안면과 손발의 부종이 감소하여 동일한 처방을 2주분 처방했다.
- 2008년 8월 18일 : 환자는 요통으로 내원하였으며 이전의 치료로 모든 증상이 소실되었다고 알려왔다.
- 2009년 2월 21일 : 환자는 최근 소변에서 백혈구가 ++로 나왔으며 피곤하여 내원하였다. 이에 간담습열(肝膽濕熱)의 용담사간탕(龍膽瀉肝湯)을 처방했다.

후기 및 고찰

환자의 맥관부종은 현재까지 재발하지 않고 있다.

비록 급한 증상은 대량의 항생제 및 스테로이드로 안정되긴 하지만 만성적인 후유증이 나타날 수있으며 이런 후유증에 대해서는 항알러지제, 스테로이

1 柴胡 6g, 黃芩 12g, 玄蔘 9g, 半夏 4g, 生薑 4g, 大棗 3枚, 甘草 3g, 青蒿 12g, 地骨皮 12g, 茯笭 9g, 澤瀉 9g : 人蔘을 玄蔘으로 사용하고 黃芩을 12g으로 증가하고 青蒿, 地骨皮를 각 12g, 利水滲濕의 茯笭, 澤瀉를 각 9g 가미했다.

드, 면역억제제, 퀴닌계열약물을 제외하고는 약이 없는 실정이다.

맥관부종의 원인으로는 음식, 약물, 정신적 인자, 특발성 등으로 추정하고 있으나 원인미상이 더욱 많다.[2]

한의학적으로는 담마진(蕁麻疹), 풍진(風疹), 은진(癮疹)에 해당되고 그 시기 및 원인에 따라 치료방향을 결정하며 풍열(風熱)은 소풍산(消風散), 은교산(銀翹散), 풍한에는 계마각반탕(桂麻各半湯), 열독(熱毒)에는 청온패독음(淸瘟敗毒飮), 비습(脾濕)에는 위령탕(胃笭湯), 기혈양허(氣血兩虛)에는 십전대보탕(十全大補湯)계열, 혈고(血枯)에는 양혈윤부음(養血潤膚飮), 지양합제(止痒合劑)[3], 충임부조(衝任不調)에는 가미소요산(加味逍遙散), 도홍사물탕(桃紅四物湯) 등을 사용할 수 있다.[4]

임상적으로 한방치료를 시작하는 시기는 각종 항알러지, 소염, 지양, 면역억제제 등등의 치료를 거치고 내원하는 경우가 대부분으로 초기에는 한양방치료를 겸해서 치료를 시작하는 경우가 많다. 이 때 기존의 약물을 갑자기 중단하게 되면 상당한 리바운드로 고생을 하게 될 수도 있다. 또한 상당히 오래된 경우라도 기혈음양(氣血陰陽)의 허증(虛症)이 아니라 열증(熱症)인 경우도 많으며 진한가열(眞寒假熱), 진열가한(眞熱假寒)의 증후도 있으므로 자세한 진찰이 필요하다. 그러나 실제적으로는 열증(熱症)의 대청룡탕(大靑龍湯), 월비(越婢), 온청음(溫淸飮) 등등이 많으며 이 방법이 효과적이지 못할 때 기혈음양(氣血陰陽)의 허증(虛症)으로 전환해야 한다.

---

2 http://en.wikipedia.org/wiki/Angioedema

3 張志禮臨床醫案, 防風 4.5g, 當歸 4.5g, 何首烏 15g, 苦參 7.5g, 白鮮皮 15g, 刺蒺藜 15g

4 江楊淸 主編, 中西醫結合內科硏究, 北京出版社, 1997

초기 갑상선 기능항진증

33세, 여자
진료일 : 2012년 2월 20일

환자는 필자의 지인으로, 이전에는 별 문제가 없었으나 최근 반년 간 성격이 변하여 짜증이 심해지고 자주 얼굴이 벌겋게 달아오르며 온몸이 두드려 맞은 것처럼 아파서 피곤한가보다 하고 지냈다. 그러던 중 이전에 유방 양성결절을 수술한 병원의 정기검진에서 갑상선 호르몬검사를 하니 갑상선이상으로 확인되어 내원하였다.

증상분석

환자는 이유 없는 짜증과 상열감, 가슴 뜀, 머리부터 발끝까지의 설명하기 힘든 통증 등을 호소하였으며, 대소변, 수면, 식사, 혈압, 체온 등은 특이사항이 없었고 맥긴삽삭(脈緊澁數)하였다. 혈액검사 결과에서는 TSH=0.067(0.27-4.2), fT4=1.880(0.93-1.71), T3=149.1(84-202), anti microsomal ab=89.51(0-34) 등으로 초기 갑상선기능항진증으로 추정되었다. 이에 소양열(少陽熱)의 급성기로 보고 소시호탕가미방(小柴胡湯加味方[1])을 처방하였다.

1 柴胡 6g, 黃芩 15g, 玄蔘 6g, 半夏 6g, 生薑 3g, 甘草 3g, 大棗 3枚, 青蒿 6g, 夏枯草 12g

치료경과

- 2012년 3월 28일: TSH=0.107, fT4=1.380, T3=149.1, anti microsomal ab=118.80

  미약하게 상승되어 있던 fT4가 하강하고 TSH가 상승하였다. 항체가 미약하게 상승했지만 검사의 민감도를 감안하면 아직 용인할 수준이라고 판단하였다. 환자의 상열감과 가슴뛰은 소실되었다.
- 2012년 5월 4일: TSH=4.39, fT4=0.94, T3=97, anti microsomal ab=97

  환자의 감정기복, 상열감, 전신의 통증은 개선되었으나 미약한 갑상선 저하의 상황으로 되어 처방 중의 하고초(夏枯草)를 거(去)했다.
- 2012년 6월 21일: TSH=2.07, fT4=1.09, T3=92, anti microsomal ab=80.9

  환자의 갑상선 수치가 모두 정상범위로 개선되어 약물을 1일 2회로 감량하고 약물을 복용한 후 3개월 지나서 다시 혈액 검사할 것을 권고하였다.

후기 및 고찰

환자는 6월에 검사하고 검사결과가 좋아서 한약을 다 복용한 후에 갑상선이상을 기억하지 못하고 살다가 11월 말 즈음 검사를 하고 연락했다. 최근의 검사결과는 TSH=2.28, fT4=1.06, T3=94, anti microsomal ab=27.9 등으로 매우 정상적인 상황을 보이고 있었다. 추후의 검진에서 이상이 발견될 경우에는 다시 치료할 예정이다.

최근 갑상선 질환의 검사빈도가 높아짐에 따라 갑상선질환 및 갑상선 암, 그에 따른 수술도 증가하고 있다. 그래서 갑상선질환 자체가 증가하는 것이라는 착각을 일으키기도 하는데 그렇지 않을 수도 있다. 대부분의 갑상선질환은 자가면역반응에서 시작되며 자가면역질환의 특성상 어떤 특정한 상황이 되면

(특히 충분한 휴식) 미약한 자가면역반응은 치료없이 자연적으로 소실되고 그 흔적이 남아서 갑상선에 섬유화 또는 낭종으로 남게 된다. 즉 인생의 어느 시점에서 갑상선에 대한 항체가 발생하게 되고 그 항체가 갑상선을 공격하여 갑상선의 용적이 커지거나 또는 커지지 않으면서 갑상선의 기능이 항진되는 경우가 기능항진증이고, 갑상선이 위축되거나 위축되지 않으면서 갑상선기능이 저하되는 경우가 기능저하증이라고 간단히 정리할 수 있다.

그러나 문제는 치료의 방향을 설정하는 것이 간단하지가 않다. 하시모토갑상선염(hashimoto's thyroiditis)을 예로 들면 다음과 같다. TSH가 상승하고 fT4가 하강하였으나 TPO ab가 극히 높다면 이 때는 자가면역 급성기로 판단하고 청열해독(淸熱解毒), 청허열(淸虛熱)의 방법[2]으로 치료한다. 그런데 복약 후에도 항체는 비록 소폭 하강하지만 TSH, fT4가 예상외의 방향으로 움직인다면 이때는 이미 장기간의 자가면역반응으로 갑상선의 실질적인 변화가 있다는 것을 의미하므로 보양(補陽)의 방법[3]을 추가해야 한다. 하지만 너무 빠르게 처방을 변경하는 것이 아니고 1개월 마다 혈액검사를 시행해서 그 결과에 따라 움직여야 한다. 이런 방식으로 한열(寒熱)을 조정하게 되면 양호한 결과를 얻을 수 있다.

최근에는 갑상선종양의 진단이 늘어남에 따라 수술 후의 후유증으로 고생하는 환자들이 늘고 있다. 이에 대한 자세한 설명은 다른 증례에서 다루겠지만 이런 상황에 처한 환자들을 치료하기 전에 우선적으로 씬지로이드(levothyroxine)에 대해 충분하게 학습해야 한다.

---

2 의사가 사용하고 싶은 처방에서 삼황(三黃) 중에 이론에 적합한 약물의 용량을 가중한다. 청허열약(淸虛熱藥)은 청호(淸蒿), 지모(知母), 지골피(地骨皮) 중에서 취사선택하며 1첩에 6g에서 시작할 수 있다.

3 부자(附子; 필자는 黑附子를 주로 사용한다), 건강(乾薑), 육계(肉桂) 등에서 선택하며 용량은 1첩에 3g에서 시작한다. 때로는 보기(補氣)의 인삼(人蔘)을 추가하기도 한다.

한의원은 1차 진료를 담당하기 때문에, 진료시 환자가 전에 없던 가슴 뛰는 증상이 생겨서 한의원에 오는 환자가 있다면, 그들 중 초기 갑상선 질환일 경우도 있으니 감별진단에 도움이 되길 바란다.

건조증을 동반한 루프스(SLE)

45세, 여자
진료일 : 2009년 8월 6일

환자는 40대 중반의 매우 우렁찬 목소리를 가진 밝은 표정의 여자분으로 2008년 교통사고가 난 후부터 온몸이 아프기 시작하였으며 6월에 대학병원 검사결과 루프스로 판정되었다.

그 후 현재 AZP(azathioprine), 할록신(hydroxychloroquinine sulfate), 메치론(methylprednisolone)을 복용하고 있었고 FANA양성, anti-ds-DNA=42.86(0-10IU/ml), IgG=3042, C3/C4=181(70-150mg/dl)/31(10-35mg/dl), ESR=64(〈20)의 기록을 가지고 내원하였다.

증상분석

환자의 증상은 전신에 근육 여기저기에 통증이 있었으며 아직 피부의 증상은 없었다. 약 1년 전 아무 이유 없이 간효소수치가 100이상으로 상승한 적이 있었으며 몇 년 전부터 안구건조증이 있어서 인공누액을 사용하고 있었다. 저녁 즈음에는 열이 얼굴로 올라왔으며(日晡所發潮熱) 피로를 느낀다고 하였다. 발바닥이 후끈거리고 가끔 손가락마디가 아프다고 하였다. 대소변 정상, 수면도 비교적 안정되어 있었으며 설첨홍(舌尖紅), 맥긴삽(脈緊澁)하였다.

환자는 자가면역질환을 가진 환자들의 전형적인 소양열(少陽熱)을 보이고 있었고, 아직 보체의 하강이 이뤄지지 않았으므로 만성화된 것이 아니라 초기의 루프스라고 판단하고 소시호탕(小柴胡湯)에 황금(黃芩)을 가중하고 청호(靑蒿), 지골피(地骨皮)를 가미했다.[1]

아직 환자의 피부, 근육, 관절에 이상이 발견되지 않았지만, 그래도 만전을 기하기 위해 침구치료는 생략했다. (루프스의 급성기에는 연조직 병소에 대한 국소적인 침구치료는 오히려 증상을 악화시킬 수 있다. 遠位取穴이나 井穴瀉血은 문제가 없다.)

치료경과

- 2009년 8월 20일 : 미열은 소실되었고 몸에 기운이 났으나 발바닥이 약간 따끔거렸다.
- 2009년 9월 14일 : 혈액검사에서 anti ds DNA=17.7, ESR=56, C3/C4=153/26, IgG=2197 등으로 자가면역 염증상황이 개선되고 있음이 확인되었다.
- 2009년 10월 19일 : 대학병원에서 면역억제제를 중단하고 스테로이드를 반알로 감량하였다.
- 2009년 11월 17일 : anti ds DNA=5.4로 하강하였다.
- 2009년 12월 15일 : ANA=1:400, IgG=1776, RF=27.3, C3/C4=156/28의 상황으로 아직은 면역이 안정되지 않았다.
- 2010년 1월 19일 : C3/C4=120/28, ESR=22로 모든 혈액검사에서 안정된 상황이 되었으며 스테로이드는 2, 3일에 1회 생각이 나면 반 알을 먹는다고 하였다.

1월 19일 이후부터는 한약도 감량하였으며 천천히 2월까지 감량하여 3월 초

1 柴胡 12g, 丹蔘 6g, 黃芩 15g, 半夏 6g, 生薑 6g, 靑蒿 15g, 地骨皮 15g, 甘草 6g, 大棗 三枚

에 치료를 종료하였다.

후기 및 고찰

위의 증례는 상당히 가볍고 매우 초기, 또한 약물부작용이 나타나지도 않은 루프스에 해당되어 하나의 처방으로 단기간에 치유되었으나, 만약 병이 진행되어 스테로이드, 면역억제제가 상당기간 대량 투여된 상황이라면 약물의 감량에도 상당한 시간이 필요하다.

SLE는 자가면역질환으로 모든 부위를 침범할 수 있으며 적절한 치료가 이뤄지지 않으면 치명적일 수도 있다. 한의학적으로 명확히 이 질환을 지칭하는 용어는 없지만 그 증상과 치료법은 각종 의서에 산재되어 있다. 임상적으로는 SLE에 의한 증상표현이 중요하며 피하출혈, 발열, 맥관부종, 관절염, 배뇨이상, 혈액이상, 요독증, 심낭염, 간기능이상, 레이노드증상 등이 가장 흔한 증상들이며, 이 외에도 질병자체의 진전에 의한 증상 및 치료 합병증으로 인한 증상, 질병에 의한 심신증 등 수 많은 증상이 나타날 수 있으므로 치료 및 관리가 매우 까다로운 질환이다. 또한 치료결과 및 치료방향, 치료반응여부를 결정할 때는 일반적인 증상도 중요하지만 ESR, CRP, RF, FANA, anti da DNA, Ig, PLT, HB, C3, C4, T.prot, BUN, Creatine, ammonia, AST/ALT, Ferritin, AFP, T.G, T.chol, 방사선, PET 등도 치료에 참고해야 한다.

초기는 열증(熱症)이지만 각종 서양의학적인 치료가 들어가고 혈액성분이 변화하는 경우에는 대한대열(大寒大熱)이 동시에 존재하는 경우도 있으니 반드시 환자의 혈액검사결과를 숙지해야 한다.

SLE는 환자마다 너무 다양한 증상이 나타나므로 하나의 처방 및 치료법을 견지할 수 없으므로 기타 치료법에 대한 내용은 추후의 증례를 통해서 소개할 예정이다.

CHAPTER 4
종/양/질/환

01 뇌종양 항암치료 중의 조혈억제

49세, 남자
진료일 : 2007년 11월 15일

환자는 2007년 9월 10일 전두부의 종양을 상당 부분 절제하였으며 조직검사 결과로는 악성도가 높지 않은 종양(oligodendroglioma)이었으나 크기가 매우 커서 종양을 완전히 적출하지 못하고 수술 후 방사선치료(33회)를 했으나 방사선치료에 대한 반응은 거의 없어서 항암화학요법을 하기로 결정했다. 본원에 내원한 이유는 일단 방사선에 의한 부종을 예방하기 위함이었다. 이에 시령탕(柴苓湯加味方[1])을 처방하고 향후 화학요법에 따른 부작용을 감소시키는 방향의 치료를 병행하기로 했다.

치료경과

- 2008년 4월 8일 : 현재 화학요법 3rd cycle을 시작했으며 사용하고 있는 약물은 CCNU, ACNU, Vincristine, procarbazine[2]이며, 그 외에 magace(중추성 식욕부진개선제), topamax(항전간제)[3]를 복용하고 있었다. 그런데 문제는 3차 항암치료 후에 백혈구와 혈소판이 하강하여 수일

---

1 柴胡 6g, 半夏 6g, 丹蔘(代人蔘), 木香, 桂枝 各 3g, 蒼朮, 茯苓, 澤瀉 各 12g, 生薑 6g, 黃芩15g, 大棗 2枚, 銀杏葉 9g

2 ACNU, CCNU 1일 경구복약, 1주일 후 vincristine 주사, 익일 procarbazine 14일 경구복약, 1주일 후 다시 vincristine 주사.

3 http://www.kimsonline.co.kr

전에 전혈수혈 및 G-CSF[4]를 투여으나 오늘 백혈구2200, 혈소판 6만 6천이 되어 항암치료를 하지 못하여 본원에 내원하였다. 이에 항암제의 의한 골수의 손상으로 진단하여 우귀음(右歸飮加味方[5])을 처방하고 화학요법과 병행하도록 했다.

- 2008년 4월 23일 : 백혈구 3800, 혈소판 15만이 되었다.
- 2008년 6월 3일 : 최근의 procarbazine(용량을 증가시킴)치료 후 백혈구 3000, 혈소판 4만 8천으로 하강하여 동일한 처방을 사용하였다.
- 2008년 6월 25일 : 환자는 6월 3일 처방한 한약을 복용하지 않았으며 procarbazine치료 후 하강한 혈소판 때문에 농축 혈소판을 수혈하였으나 수혈 후에도 3만까지 하강하여 다시 한약을 복약하기 시작했으며 복약 1주일 후에 6만 2천으로 상승하였다. 오늘의 수치는 백혈구 2900, 혈소판 12만 9천이었다.
- 2008년 7월 12일 : 동일한 약물을 처방을 했다.
- 2008년 7월 29일 : 7월 16일 MRI에서 3개월 전의 종양의 소실되었음을 확인했다.[6] 23일의 검사는 백혈구 6천, 혈소판 14만 3천이었다.
- 2008년 8월 13일 : 백혈구 3400, 혈소판 3만
- 2008년 9월 17일 : 백혈구 2400, 혈소판 12만 7천
- 2008년 10월 15일 : 백혈구2700, 혈소판 6만 5천
- 2008년 10월 28일 : 백혈구 1800, 혈소판 4만 7천, 환자의 건강상태가 여의치 못하여 1주일 정도 더 휴식을 취한 후에 procarbazine치료를 하면 되

---

4 Granulocyte colony-stimulating factor

5 當歸, 茯笭 各 3g, 枸杞子, 黃柏, 乾薑 各 4g, 生地, 山茱萸, 山藥, 蒼朮, 杜仲 各 5g, 天雄(黑附子), 牛膝, 肉桂 各 6g; 人蔘粉 2g, 三七粉 2g 沖服

6 첨부 사진참조

었으나 주치의사는 계획대로 항암제를 처방했다. 이에 처방의 변경을 심각하게 고려했으나, 주치의사가 수치가 하강한 것을 확인하고 즉시 전혈 및 혈소판 수혈, G-CSF를 투여했기 때문에 일단 조금 더 지켜보고 처방을 변경하기로 하였다.

- 2008년 10월 31일 : 다행스럽게도 수혈과 동시에 한약을 복약하여 백혈구 2600, 혈소판 9만으로 상승하였다.
- 2008년 12월 17일 : 환자의 두피, 좌측 귀안쪽, 좌측 경항부, 좌측 둔부에 대상포진이 발생하여 치료중인 대학병원에 입원했다.

후기 및 고찰

그 후 환자는 지속적으로 복약하여 2009년 겨울에는 모든 것이 정상적이었으며 운전을 할 수가 있을 정도가 되었으며 그 후로 복약을 조금 느슨하게 하는 듯했다. 그 후 2010년 5월 6일 정기검진에서 전두엽에 약 1.5cm의 종양이 재발한 것으로 확인되어 5월 16일 수술을 했다. 그러나 수술 후에 뇌-복부 션트를 설치했지만 뇌부종이 개선되지 않아 2010년 9월 별세했다. 사인(死因)은 수술 후 뇌부종이었다.

환자의 뇌종양은 그래도 순한 편인 핍지교종(oligodendroglioma)이지만 재발을 거듭하게 되면 악성종양이 될 수 있으며 최후에는 gliomablatoma multiforme과 동일한 경과를 거치게 되어 사망할 수도 있다. 또한 발견 당시 대부분 경련, 두통, 구토 등의 뇌압상승증상이 있어서야 발견하게 되며 그 크기 또한 수술로 완벽하게 적출할 수 있을 정도로 작지 않다. 수술 후에는 방사선치료를 하게 되는데 방사선에 반응을 보이지 않을 수도 있으며 그 후에는 위 환자와 동일한 항암치료 또는 1차 항암치료 후 기타 호르몬억제성 항암제를 복용하게 된다.

이 증례의 치료과정을 요약하면 다음과 같다.

환자는 매우 다행스럽게도 수술 후에 생활에 불편을 줄 만큼의 신경손상징후가 없었으며, 방사선치료 후 뇌부종도 거의 없었는데 추후에 발생할 수 있는 뇌부종에 대한 한방치료를 하여 최대한 예방했다. 이 때 사용한 처방은 시령탕(柴笭湯)이지만 진정한 뇌부종에 의한 뇌압상승이 있다면 상당히 다양한 각도에서 처방을 구성해야 한다. 예를 들어 뇌압의 진정한 상승기에는 대시호탕(大柴胡湯)이 가장 효과적이며 이때 대황(大黃)의 양은 1일 2, 3회의 배변(배변의 양, 성상과는 관계가 없다.)이 유지되게 한다. 또한 배변양상의 변화가 없는 경우에는 오령산(五苓散)을 사용하고 뇌부종에 겸하여 혈압이 하강하면 반하천마백출산(半夏天麻白朮散), 보중익기탕(補中益氣湯), 우귀음(右歸飮), 보양환오탕(補陽還五湯), 뇌부종과 함께 혈압이 상승하거나 대양(戴陽)이 심할 경우에는 열다한소탕(熱多寒少湯), 방풍통성산(防風通聖散), 진간식풍탕(鎭肝息風湯), 건령탕(建瓴湯)을 사용하고 담다(痰多)하면 온담탕(溫膽湯), 도담탕(導痰湯), 척담탕(滌痰湯)등을 사용하기도 하며 의식상황이 명료하지 못하며 탈양(脫陽)의 증상을 보이면 마황가출탕(麻黃加朮湯), 마황부자세신탕(麻黃附子細辛湯), 독삼탕(獨蔘湯)을 가미할 수도 있다.

두 번째, 핍지교종이 화학요법에 반응이 좋은 신경교종이라 할지라도 치료로 인한 부작용이 심각하면 아무리 천하장사라고 해도 치료 중 휴식기간이 길어지게 된다. 그러므로 치료의 효율이 상당히 저하되기 쉬우며 또한 핍지교종의 성장속도가 느리지만 자극된 종양세포는 어떤 방향으로 전개될 지 아무도 모른다. 그러나 환자는 백혈구, 혈소판 저하의 시기마다 우선 전혈수혈, 혈소판수혈, G-CSF의 처치 후에도 백혈구, 혈소판이 화학요법을 견딜 수 없을 정도로 상승하지 않을 때 적절하게 한방치료를 병행하여 비교적 순조롭게 항암화학요법을 종료할 수 있었다.

그러나 비록 최선을 다해 치료했지만 결과가 좋지 않았다. 이 점에 대해서는 짚고 넘어가야 할 것이 있다. 당시 필자는 한의원 이전 관계로 진료를 하고 있지 않았으며 그 기간이 환자분이 재발한 시점과 우연하게도 일치했다. 이에 환자의 증상에 민첩하게 대응하지 못했던 점을 보호자분들께 진심으로 사죄드리고 싶다. 만약 진료를 하고 있었다면, 장담하기는 어렵지만, 결과가 달라지지 않았을까 생각하곤 한다. 최후의 MRI영상은 보호자께 부탁말씀을 드리지 못해 게재할 수 없었다. 독자들의 많은 양해 부탁드린다.

췌언(贅言): 환자가 마지막 뇌수술 후 뇌부종으로 사망했다고 해서 그 수술자체가 문제라고 생각해서는 안된다. 수술의 부작용은 어느 경우에나 있을 수 있으며, 한의학적인 치료도 크게 다르지 않다. 이에 의료진이라면 항상 자신의 치료가 환자에게 맞는지, 순간순간 돌아보고 고민하며 작은 것도 놓치지않도록 세심하게 관찰해야 한다.

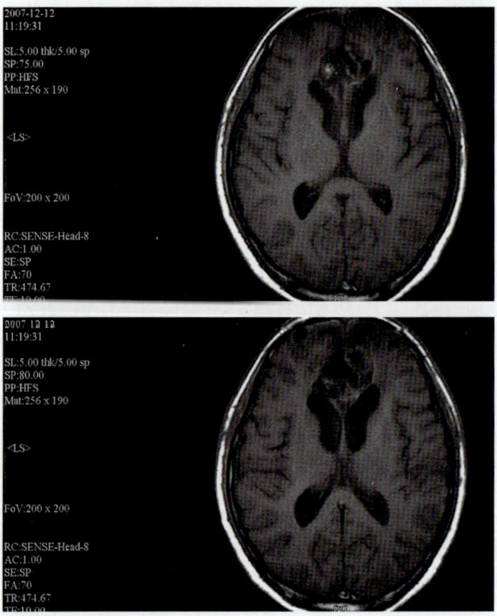

◀ 항암화학요법 시행 전

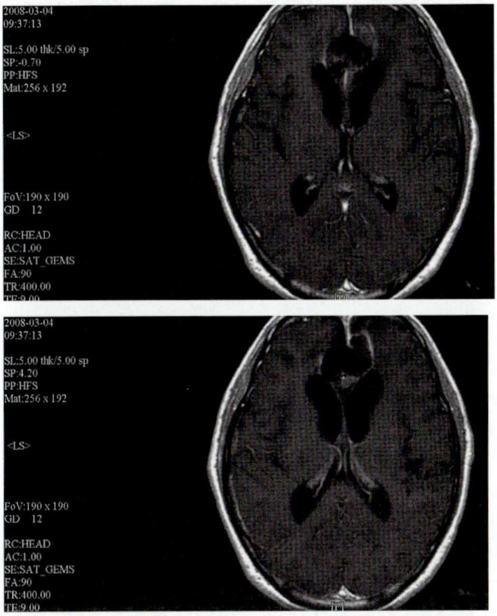

◀ 항암화학요법 시행 중, 한방치료시작 전

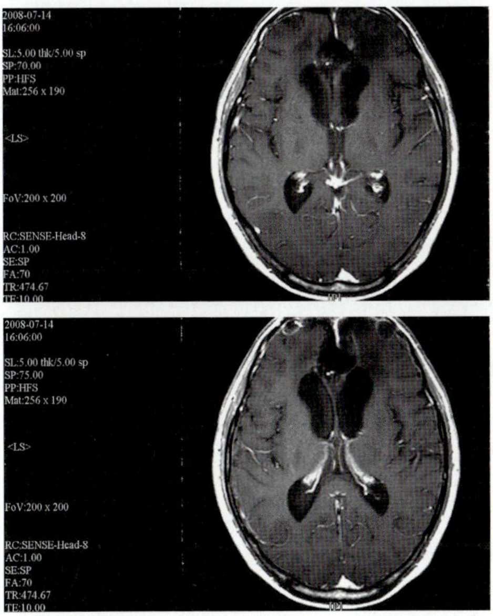

◀ 치료 종료 후

02

위암 수술 후의 극심한 피로와 몸떨림 (dumping syndrome)

48세 여자
진료일 : 2010년 10월 13일

환자는 오래 전부터 소화가 잘 안되고 피곤하여 3개월 전 위내시경검진을 받았다. 당시 검사에서 상피세포의 암(early gastric cancer)이 발견되어 지역 대학병원에서 내시경적인 상피세포절제술을 하였다. 그런데 문제는 수술 직후 마취에서 회복되면서부터 나타나기 시작했다.

수술 후 환자는 온몸의 극심한 통증으로 수 주 동안 지옥 같이 살았다고 하며 그 후에는 너무너무 피곤하여 집에서 나가지도 못하고 누워만 있었다. 몸이 땅으로 꺼지는 것 같고 죽을 것 같아서 내과에 가면 영양제주사를 맞곤 했으나 효과는 2시간 이상 지속되지 않았고 조금만 느낌이 이상하면 손, 발, 몸이 덜덜 떨렸으며 밥을 먹으려고 숟가락을 들면 손이 덜덜 떨린다고 했다.

기타 혈압은 110/70, 대변은 1일 1회의 묽은 변, 수면은 하루 10에서 12시간 정도였으나 하루의 대부분을 집에서 누워 지낸다고 하였으며 집안일은 간신히 필요한 것만 하고 있었다.

증상분석

이 환자의 증상은 한의학적으로 비양허(脾陽虛)에 해당되어 향사육군자탕(香砂六君子湯)[1]을 처방하고 경과를 기다렸다.

- 2010년 11월 8일 : 환자는 이전의 처방을 복약하였으나 증상이 개선되지 않았으며 집 근처의 한의원에서 삼령백출산(蔘苓白朮散, 煎湯液)을 먹어도 증상이 똑같다고 하였다. 이에 이전의 처방에 사역탕(四逆湯)[2]을 합방하였다.
- 2010년 11월 20일 : 환자는 복약 후 증상이 확연히 개선된 상태로 내원했는데 이전의 극심한 피로, 몸떨림, 손발떨림 등이 모두 소실되어 한약에 뭔가 이상한 약물이 들었는지를 의심할 정도라고 하였다. 이에 동일한 처방을 t 사용하고 1일 3회의 복용횟수를 1일 2, 3회로 바꿔서 천천히 끊도록 하였다.
- 2011년 3월 10일 : 환자는 호주에 있는 아들이 귀국해서 보약을 먹이고 싶다고 내원하였으며 이전의 증상은 모두 없고 모든 일을 정상적으로 하고 있으며 생업에도 복귀해서 즐겁게 일을 하고 있었다.

후기 및 고찰

Gastric dumping syndrome(rapid gastric emptying)은 위절제 수술 후에 섭취된 음식이 위에 머무르지 못하고 바로 소장으로 진입하면서 나타나는 소화기 증상을 지칭한다. 식사 후 바로 나타나는 early dumping의 증상은 오심, 구토, 복통, 복창만, 설사, 어지럼증, 피로 등이며 지방질의 소화에 문제가 생긴

1 人蔘 3g, 白朮 4g, 茯苓 4g, 半夏 6g, 陳皮 6g, 木香 4g, 砂仁 4g, 甘草 4g(醫方集解, 木香 대신 香附子를 사용하는 경우도 있다.)

2 天雄(黑附子) 6g, 乾薑 6g

다. 식사 후 1~3간 후에 나타나는 late dumping의 증상은 소기(少氣), 발한, 어지럼증이며 탄수화물소화에 관련되어 있다. 그러나 두 증후를 동시에 호소하는 경우가 많다. Dumping syndrome에서 가장 중요한 것은 이런 사람들은 만성적인 설사, 저혈량증(hypovolemia), 저혈당증이 있으므로 증상의 빠른 조절이 이뤄져야 한다[3]. 한의학적으로는 평위산(平胃散), 향사육군자탕(香砂六君子湯), 삼령백출산(蔘苓白朮散), 반하천마백출산(半夏天麻白朮散), 사역탕(四逆湯), 인삼탕(人蔘湯) 등을 사용할 수 있으며 각 처방의 선택은 전적으로 증상과 변증에 따른다.

3 http://en.wikipedia.org/wiki

유방암 치료 후 호르몬억제요법 시기 중 발생한 음부모낭염

44세, 여자
진료일: 2008년 9월 26일

환자는 2004년 좌측의 유방암이 발생하여 수술, 화학요법, 방사선치료를 하였으며 지속적으로 호르몬억제제를 복용했다. 그러나 2007년 1월 다시 우측 유방에 종양이 발생하여 12월까지 수술, 화학 및 방사선요법을 하였으며 현재까지 호르몬억제제(tamoxifen)[1]를 복용하고 있었다. 그런데 수 주 전부터 음부의 모발부위가 가렵기 시작하더니 음모의 모근 부분이 전부 빨갛게 염증이 발생하여 부인과에서 약물치료를 하였으나 호전되지 않아 내원하였다.

증상분석

환자의 음모의 모근 부위는 모두 벌겋게 구진이 올라와 있었으며 소양이 극심했다. 이 증상은 정상인에게서도 발생할 수 있는 모낭염이었으나 환자의 기왕력 및 복약 중인 약물을 고려하면 호르몬억제제 복용 중에 빈발하는 모낭염으로 추정할 수 있었다. 이에 표풍열(表風熱)의 모낭염으로 판단하고 마행의감탕(麻杏薏甘湯)에 용담초(龍膽草) 9g, 황금(黃芩) 12g을 가미하여 처방하고 대추혈(大椎穴)을 사혈(瀉血)하고 풍지(風池), 척택(尺澤), 삼음교(三陰交)에 침구치료를 하였다. 환부의 특성상 사진촬영은 하지 않았다.

1 https://www.kimsonline.co.kr/drugsearch/result_form_geninfo.asp

치료경과

- 2008년 10월 24일 : 음부의 모낭염은 피부과, 부인과 치료를 중단하고 한약만 복약하였음에도 완전히 소실되었다.

후기 및 고찰

항암화학 및 방사선요법, 각종 수술 또는 수술 후 처치되는 스테로이드에 의한 모낭염은 상당히 빈발하는 증상이다. 항생제, 항진균제, 스테로이드연고의 외용치료로 대부분은 개선되지만 만약 적절한 시기에 면역기능회복이 이뤄지지 않으면 약물내성에 의한 만성적인 모낭염으로 발전되기도 한다.

한의학적으로는 초기는 표풍열(表風熱)로 계마각반탕(桂麻各半湯), 월비탕(越婢湯), 마행의감탕(麻杏薏甘湯), 방풍통성산(防風通聖散) 등에 포공영(蒲公英), 황금(黃芩), 조각자(皂角刺), 백선피(白鮮皮)를 가미하며, 만성기는 혈고겸풍열(血枯兼風熱), 혈고겸양허겸미풍열(血枯兼陽虛兼微風熱)에 해당되어 지양합제(止痒合劑)[2], 지골피음(地骨皮飮), 사물탕(四物湯), 양혈윤부음(養血潤膚飮)에 사역탕(四逆湯), 석고(石膏), 마황(麻黃), 계지(桂枝), 백선피(白鮮皮), 포공영(蒲公英), 조각자(皂角刺) 등을 가미하면 천천히 개선되며 때로는 금은화(金銀花), 연교(連翹)를 가미할 수도 있다.

2 防風 4.5g, 當歸 4.5g, 何首烏 15g, 苦蔘 7.5g, 白鮮皮 15g, 刺蒺藜 15g

자궁경부암 치료 후의 양하지 림프부종과 방사선직장염

63세, 여자
진료일 : 2009년 9월 17일

환자는 2008년 극심한 하복통과 자궁출혈이 발생하여 검사결과 자궁경부암으로 진단되어 대학병원에서 2008년 4월 4일 자궁을 전절제하였다. 그 후 식욕이 극심하게 저하되어 magace를 복용했으나 체중은 천천히 감소하였다. 이후 방사선치료를 하면서 대변실금이 발생하여 병원에서 처방한 약물(미상, 지사제 등)을 복약한 후 조금 개선되었으나 가끔 대변을 많이 보고 복통이 발생하곤 하였다. 그 후 화학요법을 하면서 모든 치아와 잇몸이 손상되었다. 그러나 그만저만하여 지냈는데, 2009년 2월 기름진 음식을 아주 조금 먹은 후에 극심한 구토, 설사가 발생하여 병원에서 항생제, 지사제 등을 투여하였으나 본원에 내원 전까지 증상이 완전하게 해결되지 못하여 결국에는 체중이 37kg(2009년 2월 설사 발생 전의 체중은 55kg이었다.)이 되고, 양쪽다리가 부어오르고(09년 4월), 종양수치(CA125)가 상승중이었다. 최근에 담당내과의가 6개월 동안 치료했지만 다른 방법이 없다고 하는 말을 듣고 나서야 지인의 소개로 내원하게 되었다.

증상분석

환자의 증상 중에서 방사선직장염의 만기 후유증으로 인한 설사를 우선적으로 해결해야 될 것 같았으나, 그 밖에도 양쪽 다리의 임파종(양쪽 손목의 미약한 부종, 음부의 종창감 및 하수감), CA125의 상승 등의 매우 위험한 상황에 처해 있었다. 이 증상들을 정리하면 다음과 같다.

1. 방사선직장염[1]: 1일 5~10회 이상의 배변, 때로는 실금하게 되었다.
2. 양측 다리의 임파종
3. CA 125의 상승: 59.8(2009년 6월 4일), 136(2009년 9월 3일), 정상범위 (0~34.5u/ml)

이 증상들을 하나의 처방으로 조합하기 위해 궁리하기 시작했다. 우선은 방사선직장염으로 인한 장점막의 염증 및 궤양의 회복, 경련을 일으키고 있는 장율동 정상화, 비정상적인 체액들의 취집(驟集)으로 인한 CA상승을 억제하기 위해 오령산가미방(五苓散加味方)[2]을 사용하기로 했다.

치료경과

- 2009년 9월 26일 : 체중 37.9kg, 양쪽 다리의 딱딱한 임파종이 약간 연하게 되었다.
- 2009년 10월 5일 : 체중 39.8kg, 배변의 상황은 피곤하면 설사를 하지만 횟수는 1일 2, 3회 정도로 안정되었다.
- 2009년 10월 20일 : 체중 39.8kg, 장명음이 많이 들리나 최근에 설사는 하지 않고 배변시 처음에는 딱딱하게 나오고 후에는 묽은 변을 보고 있으며 배변 뒤끝이 상쾌하지는 않았다.
- 2009년 11월 4일 : 체중 40.2kg, 약을 먹으면 배의 꾸륵거림이 개선되었다.
- 2009년 11월 20일 : 12월 초에 대학병원에서 검진(직장내진, PET, CA 등)

---

1 "Lymphatic filariasis: the disease and its control. Fifth report of the WHO Expert Committee on Filariasis". World Health Organization technical report series 821: 1–71. 1992. PMID 1441569

2 茯笭, 猪笭, 澤瀉 各 12g, 蒼朮 9g, 黃芪 18g, 天雄 12g, 乾薑 9g, 肉桂 6g, 黃芩 6g, 人蔘 3g, 桃仁 9g, 大黃 9g, 甘草 6g

을 할 예정이며 병원검진 전에는 몸이 좋지 않았다.

- 2009년 12월 4일 : 체중 41kg, 최근 검사 전에 긴장을 한 후 설사가 심하였으나 천천히 개선되었다.
- 2009년 12월 10일 : 체중 43kg, 12월 3일 검진결과는 SCC=0.7, CA125=39.5, PET에서도 이상소견을 발견할 수가 없었다. 그런데 11월 대부분 소실되었던 임파종이 3일 전 김치를 담근 후부터 약한 부종을 보이기 시작했다. 처방에 은행엽(銀杏葉) 15g을 가미하였다.
- 2009년 12월 24일 : 체중 41.5kg, 최근에는 배변양상이 바뀌어 1일 2회 정도 굳은 변이 나왔다.
- 2010 1월 8일 : 체중 43.3kg, 가끔 수면 중에 다리에서 식은땀이 물처럼 흐를 때가 있는데 그 후에는 다리에 남아 있던 것 같던 임파종이 많이 개선되고 가벼워지는 느낌이 있었다.
- 2010년 1월 28일 : 2일 전 남편과의 다툼, 아들과의 불화 등으로 신경을 많이 쓴 후 복부가 엄청나게 부어올라 바로 응급실로 갔으며 당시 방사선결과 직장부위의 유착이 확인되었다. 그러나 항생제, 소염제, 정장제 등을 투여한 후에 정밀검사를 거부하고 바로 퇴원하였다.(이미 한방치료 전에 수 차례 했던 검사이기 때문에 고생만 할 것이 뻔하다고 판단하여 퇴원하였다고 전했다.)
- 2010년 1월 30일 : 체중 44kg
- 2010년 2월 4일 : 체중 43.4kg, 어제 흑미(黑米)식초를 먹은 후 소화가 안되더니 배변(水樣便, 量少)을 10회 정도 하였다.
- 2010년 2월 23일 : 체중 43.2kg
- 2010년 3월 11일 : 체중 44kg, CA125=31.0
- 2011년 4월 13일 : 체중 43.8kg

환자는 이후로 1주일 분의 약물을 처방하면 1개월 동안 복약하면 매우 가끔 내원하고 있으며 체중은 45kg정도, CA125는 다시 상승하지 않고 정상범위 내에서 유지되고 있다.

고찰 및 후기

환자가 처음 내원했을 때의 상황은 만기 방사선직장염이 발생하여 체중 37kg, 종양수치(CA125=136), 양쪽 다리의 임파종 등으로 상당히 위험한 상황이었다. 이는 하초축혈(下焦蓄血)의 상황으로 방사선 후유증으로 직장의 조직이 기능을 상실하여 배변이 원활하지 못하거나 또는 변비가 생기게 되고 이에 따라 수분대사의 이상으로 림프액순환의 지연 및 림프관폐색이 나타나며 이러한 비정상적 체액순환으로 자궁암 종양수치인 CA125가 상승하였다. 이 정도의 수치에서는 당연히 종양의 발생가능성이 매우 높으며 이미 종양이 형성되어 있을 수 있다는 전제하에 치료를 시작했다. 증상의 심각성으로 환자분의 신경이 극도로 예민해져 있었으나 다행스럽게도 치료는 순조롭게 진행되었다.

위의 증례는 한 명의 환자에게서 3가지 중요한 증상이 나타난 것으로, 이들 중에서 어느 하나를 우선적으로 풀어야 하는가를 결정하는 것은 의사의 판단이지만 항상 환자의 컨디션이 먼저 고려되어야 한다. 즉, 중증질환에서는 생명을 위협하는 가장 근본적인 문제, 즉 식사, 대변, 소변, 수면 등이 가장 중요하고, 이 환자의 경우에는 일단은 체중이 증가해야 그 후에 종양을 공격하고 임프관의 협착 및 폐색을 치료할 수가 있다.

방사선직장염은 일반적인 궤양성대장염, 크론씨병, 세균성직장염 등과는 수준이 완전하게 다르다. 그 기전은 초기에는 방사선염증이 나타나면 시간이 지날수록 점막조직과 장근육층의 섬유화가 진행되어 협착으로 진행된다. 치료는 초기, 중기, 후기 등으로 나눌 수가 있으며 초기에는 장열장독(腸熱腸毒)의 개념에 따라 황연해독탕(黃連解毒湯), 갈근금연탕(葛根芩連湯), 백두옹탕(白頭翁湯) 등에 대장경(大腸經)의 방풍(防風), 백지(白芷), 지혈(止血)의 지유(地楡), 괴화(槐花) 등을 사용하고, 중기에는 보중익기탕(補中益氣湯), 삼령백출산(蔘笭白朮散), 십전대보탕(十全大補湯) 등에 수증가감(隋症加減)한다. 후기에는 오령산(五苓散), 사령산(四苓散) 등의 이수삼습(利水滲濕), 분리수도(分利水道)의 치료법을 사용하며, 급성 발작시에는 도인승기탕(桃仁承氣湯), 혈부축어탕(血府逐瘀湯)의 활혈거어파혈(活血祛瘀破血)의 방법을 병용한다.

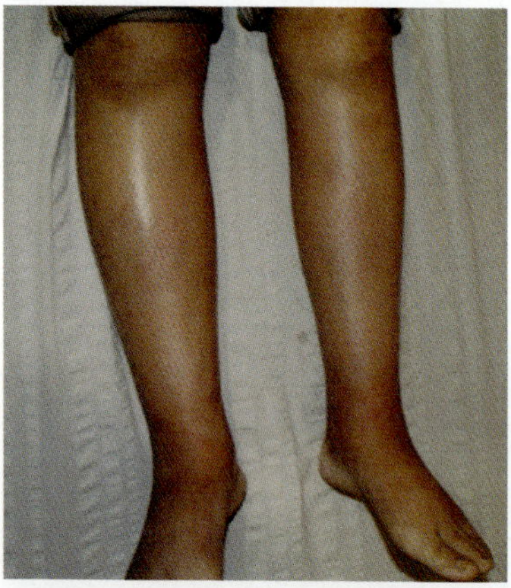

◀ 2009년 9월 17일

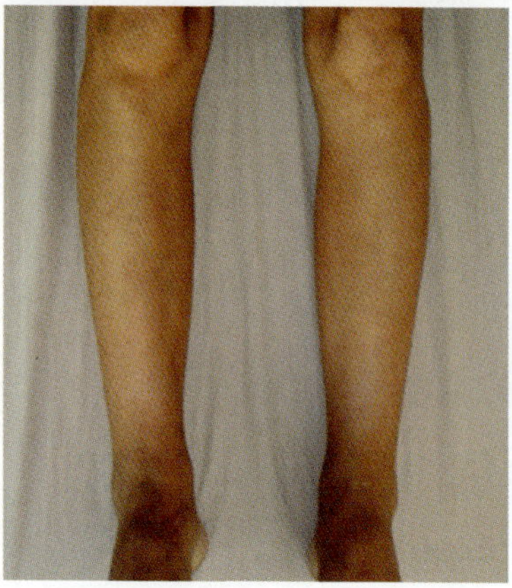

◀ 2009년 11월 16일

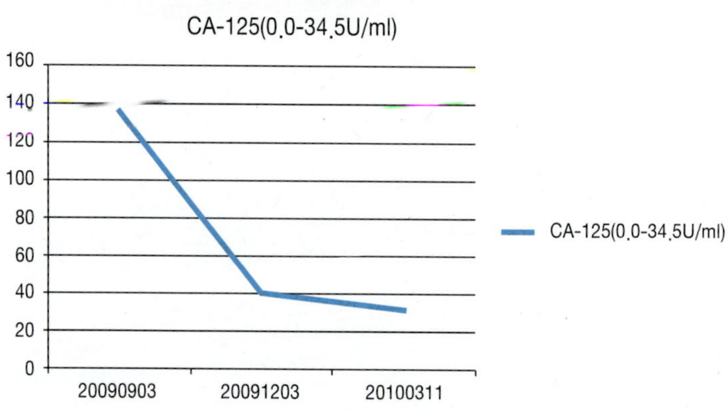

신경섬유종증(neurofibromatosis)의 청년

21세, 남자
초진일 : 2009년 9월 8일

환자는 만 20세의 남자로 유아기부터 우측 대퇴부 후면에 몇 개의 밀크커피색(café-au-lait) 반점이 있어서 3, 4개 병원에서 진료 및 검사를 받았으나 확실한 질병으로 확인되지는 않았다. 그렇게 증상이 없이 살다가 2006년 요통으로 척추전문병원에서 진료를 받은 후 대학병원 피부과로 갔으나 당시 대학입시준비 중이어서 환자가 고교졸업 후 통증이 심할 경우 수술을 하도록 권고받았다. 그 후 군입대하였으며 병영생활 중 손바닥에 수포가 발생하여 군의관과 상담시에 군의관이 이 질환을 의심하였다. 그래서 정기휴가를 받아 본원에 내원했다.

환자는 수 십 개의 커피색 반점과 신경섬유종이 있을 뿐 뇌신경, 말초신경의 이상이 없는 건강한 상태로 군복무하고 있었으므로 한방치료를 시작하지 않고 군 제대 후에 정밀검진을 하기로 했다.

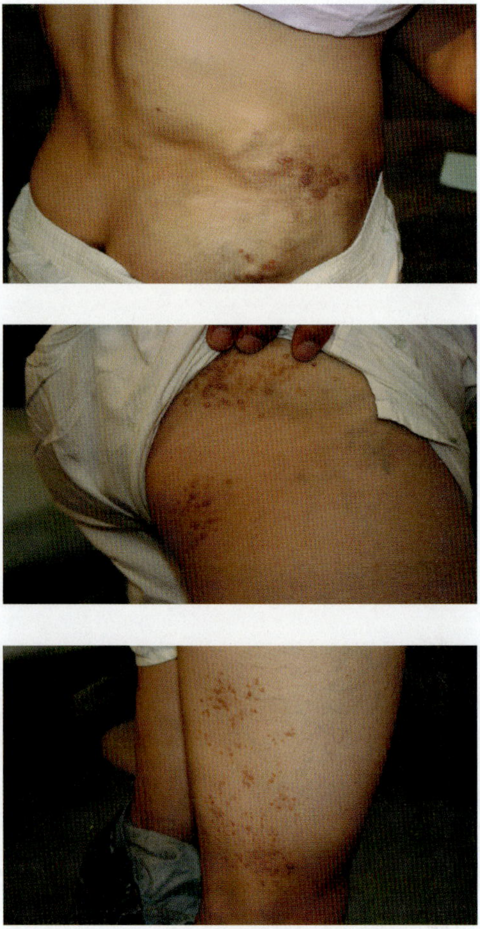

▲ 2009년 9월 8일

진료일: 2012년 2월 4일

군제대 후 환자는 필자의 권유로 타 대학병원 신경외과에서 검진받았으나 수술에 대한 상담을 했을 뿐 유전학적, 영상적 검사는 하지 않았다. 그 후 간헐적으로 요통 및 우측 하지의 방산통이 있었지만 그런대로 정상적인 생활을 하고 있었다. 그러나 시간이 흐를수록 오른쪽 허리의 종괴가 커지면서 요통과 오른쪽 다리의 통증이 심해져 일상생활을 할 수 없을 정도가 되어 본원에 내원했다. 최근 확장된 종괴의 성상은 경계가 비교적 뚜렷하고 부드러웠으며 주변 조직보다 따뜻하게 느껴졌다. 또한 환자는 극심한 통증으로 인한 것인지 모르지만 극심한 피로를 호소했다. 대소변과 음식섭취는 문제가 없었으며 수면은 통증 때문에 거의 잘 못 잔다고 하였고 맥현삽(脈弦澁)하였다.

이에 어열종독(瘀熱腫毒)로 진단하고 도홍사물탕가미방(桃紅四物湯加味方)[1]과 만령단(萬靈丹, 15丸/日)을 처방했다.

치료경과

- 2012년 2월 21일 : 이전의 종괴가 심한 공격을 받은 것처럼 검게 되고 통증이 감소하였다. 처방이 유효한 것으로 판단하고 변경하지 않았다.(사진참조)
- 2012년 3월 28일 : 주변의 종괴는 이전과 같았으나 검게 된 종괴가 상당부분 위축되었다.(사진참조)
- 2012년 4월 28일 : 종괴가 지속적으로 축소되었다. (사진참조)
- 2012년 8월 23일 : 증상을 일으킨 종괴는 거의 보이지 않게 되었다.(사진참조)

후기 및 고찰

이 환자의 종양이 갑자기 확대된 이유는 확인되지 않았으며, 만약 한방치료에 실패했을 경우에는 수술적인 방법으로 광범위한 절제가 시행되고 일정 부

1 桃仁 6g, 紅花 3g, 當歸 3g, 生地黃 3g, 川芎 3g, 赤芍藥 3g, 乳香 3g, 沒藥 3g, 杜沖 4g, 黃芩12g, 黃連 12g, 山査 4g, 甘草 3g, 大棗 2枚

분의 신경학적인 결손을 피할 수 없음은 확연한 사실이다. 현재까지는 다행스럽게 일상생활에 큰 지장이 없는 정도로 제어되고 있다.

이 환자는 유전학적, 영상적 검사를 하지 않았으므로 신경섬유종증으로 확진하기는 어렵다. 치료 전에 정확한 검진을 위해 대학병원에 보냈지만 환자, 보호자가 여러 가지 이유로 검사를 하지 않았다.

신경섬유종증은 크게 말초형인 I형과 중추형인 II형으로 나눠진다.

1형 신경섬유종증의 진단기준과 임상 및 병리기준은 다음과 같다.[2]

1형 신경섬유종증의 진단기준: 아래 6항 중 두 개를 충족할 때 임상적으로 진단한다.

카페오레반점(café au lait spots) 6개 이상의 담갈색반점 〉5mm(사춘기 이전의 소아) 〉1.5cm(사춘기 이후의 소아나 성인)
형태에 관계없이 두 개 이상의 신경섬유종(neurofibromas) 혹은 하나 이상의 얼기모양 신경섬유종(plexiform neurofibroma)
겨드랑이 또는 샅골 부위의 주근깨(freckling of the groin or axilla)
시신경아교종(optic glioma)
두 개 이상의 리쉬결절(Lisch nodules)
특징적인 뼈의 이상 큰나비뼈날개의 형성이상(dysplasia of the greater sphenoid wing), 거짓관절증(pseudoarthrosis)

2 대한신경과학회, 신경학, 665-667, 범문에듀케이션, 한국, 2012

그러나 사람에 따라 아래의 증상들이 발현되는 경우도 있다.

Scoliosis with or without kyposis

Macrocephaly in 30~50% of the pediatric population without any hydrocephalus

Epilepsy(seizures)

Juvenile posterior lenticular opacity

1형 신경섬유종증의 임상 및 병리소견

신경계종양
시신경아교종
다른 부위의 신경아교종
얼기모양신경섬유종
신경섬유종증
비신생물과오종
백질과오종
기저핵과오종
뼈형성이상
기타
홍채의 리쉬결절
척추측만증
진행뇌혈전증

2형 신경섬유종증은 피부증상이 1형보다 아주 경미하며 피부의 신경섬유종이나 리쉬결절은 발견되지 않는다. 다음 세 기준 중에서 한가지라도 해당되면 임상적 진단이 가능하다.

양쪽 청신경종 : 2형 신경섬유종증의 가족력과 한쪽 청신경종이 발견된 경우; 가족력과 신경집종양, 심경섬유종, 수막종, 신경아교종, 청소년백내장 중 2개가 발견되는 경우.

신경섬유종증은 이 증례에서 보듯이 한의학적으로는 어열(瘀熱)에 해당된다. 한방문헌에는 병소의 위치에 따라 여러 가지 질환명으로 언급되고 있으므로 하나의 병명으로 호칭하기는 어렵다.

필자는 임상에서 청열해독(青熱解毒), 활혈화어(活血化瘀), 이수소종(利水消腫), 인경(引經) 등의 치법(治法)을 위주로 사용한다. 처방으로는 도홍사물탕(桃紅四物湯), 황연해독탕(黃連解毒湯), 오령산(五苓散), 사령산(四苓散), 만령단(萬靈丹) 등을 위주로 사용한다. 만약 이 방법으로 안정되지 않을 정도로 종양의 외막이 단단할 경우에는 속단(續斷), 골쇄보(骨碎補) 등으로 파혈(破血)작용을 강화할 수도 있다. 신경섬유종은 발생부위가 다양하므로 여러 인경약(引經藥)을 적절하게 배합해야 한다. 대표적인 예는 다음과 같다. 두부(頭部)에는 천마(天麻), 오수유(吳茱萸), 피부에는 마행의감탕(麻杏薏甘湯) 중에서 마황(麻黃) 또는 의이인(薏苡仁)을 가미한다. 그러나 이 질환이 악성화하게 되면 내부 장기로 진전되는 경우도 있다. 이때는 상당히 다양한 경우의 수가 나올 수 있는데, 예들 들어 폐에 전이될 경우에는 시령탕(柴苓湯)으로 전환하고 삼황(三黃)을 가중(加重)하고 마황(麻黃), 정력자(葶藶子), 방기(防己), 만령단(萬靈丹)과 삼칠근(三七根)을 가미하는데 만약 환자의 체력이 정허사성(正虛邪盛)에 접어들었으면 인삼(人蔘)도 동용한다. 이런 경우에 사용되는 삼황(三黃)의 양은 일정하지가 않으나 처음에는 1일 24g부터 시작하여 점차 그 용량을 높이는 방법이 안정적이다. 삼황(三黃) 중의 모든 성분을 처음부터 대용량으로 사용하지는 않고 상중하초(上中下焦)의 구분에 따라 하나를 선정하여 일단 그 약물부터 증량하고 그 후에 제어가 되지 않으면 다른 약물을 추가하여 증량한다. 이는 병소(病所)는 분명 한 곳이지만 그 병소(病所)를 만들어낼 수 있는 부위나 미세한 전이부위는 다른 부분에도 있을 수 있기 때문이다. 그래서 종양치료가 어렵다.

이환자의 증례에서 사용된 처방은 지속적으로 동일한 처방이 사용되었으며 종괴가 축소됨에 따라 통증이 개선되면서 소실되었다. 기타 하퇴후면의 커피 반들도 색이 연하게 되면서 탈락되는 부위가 늘어나고 있다.

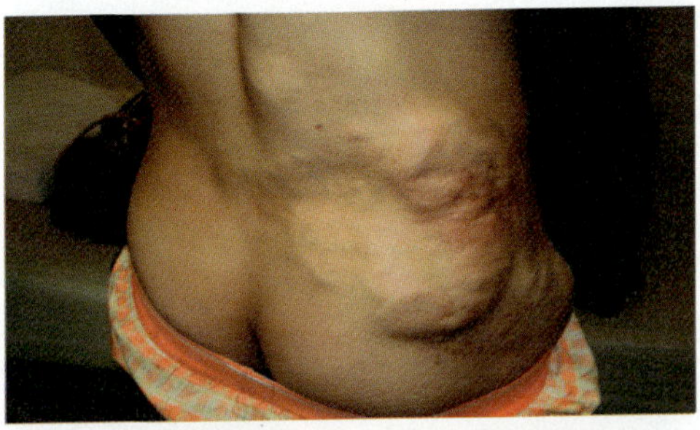

▲ 2012년 2월 4일

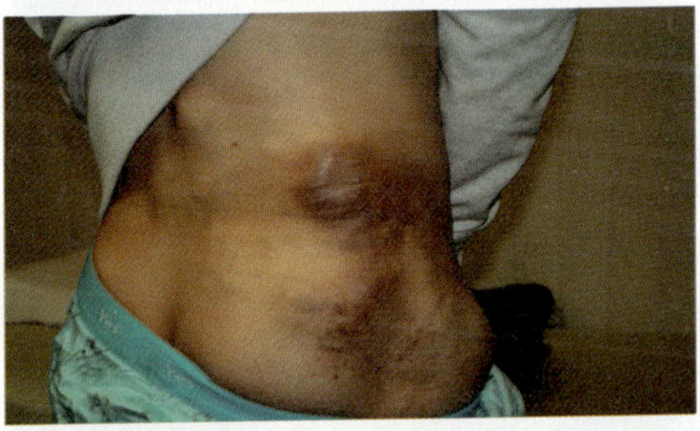

▲ 2012년 2월 21일

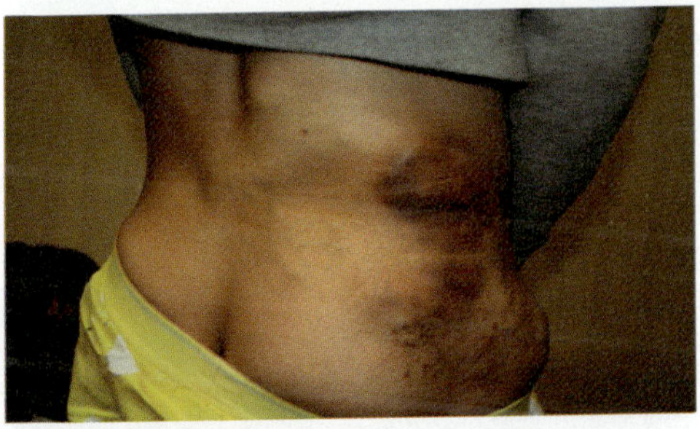

▲ 2012년 3월 11일

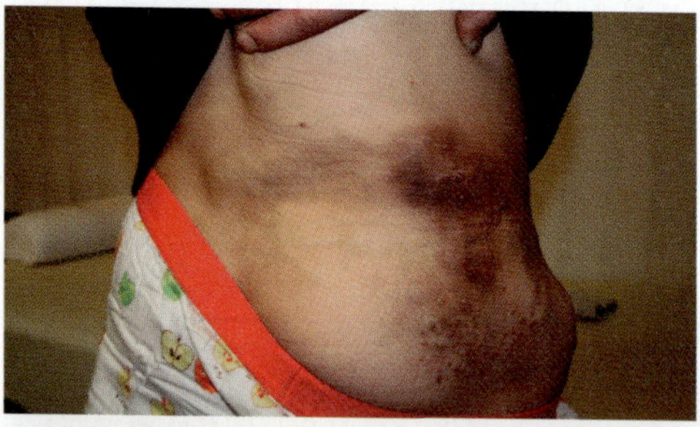

▲ 2012년 3월 28일

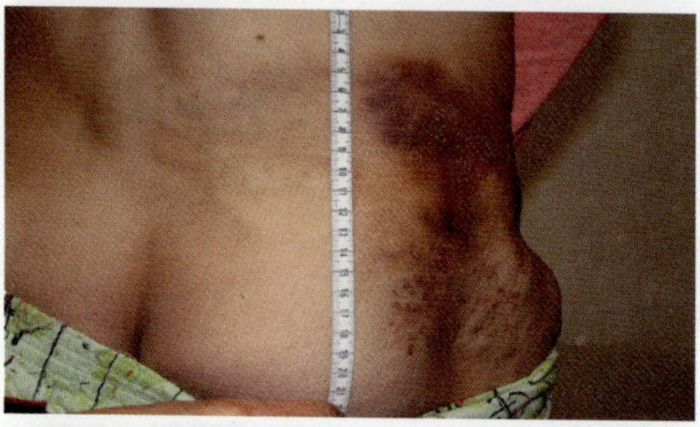

▲ 2012년 4월 28일

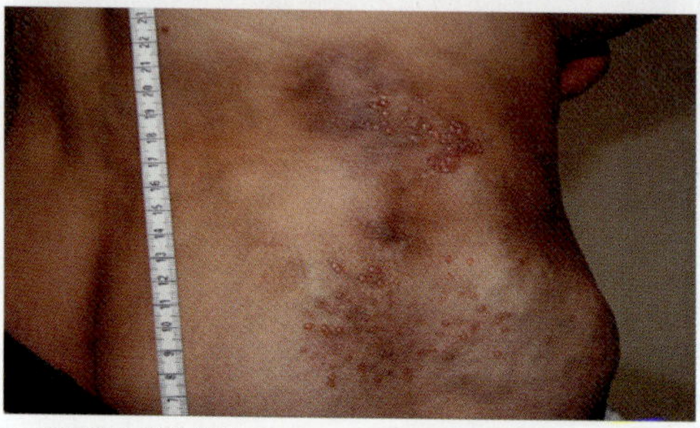

▲ 2012년 6월 5일

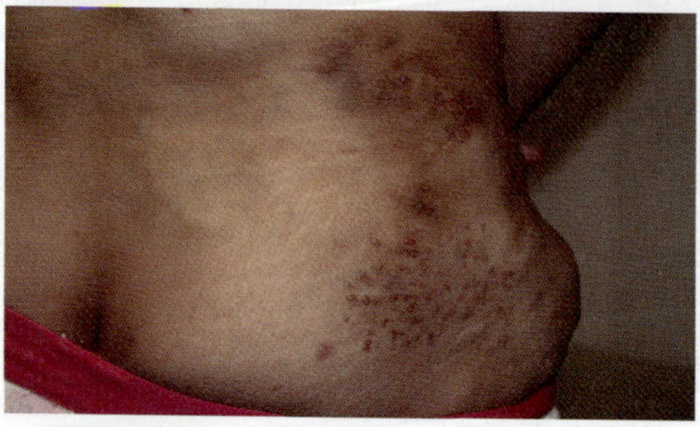

▲ 2012년 8월 23일

조직검사도 하지 못한 시신경 종양 (optic glioma)

20세, 남자
진료일 : 2011년 5월 7일

환자는 180cm이상 되는 일견 건강하고 잘 생긴 대학생으로 외견상 아무런 문제가 없다는 듯한 태연한 모습으로 진료실로 들어왔다. 그러나 환자의 모친은 수심이 가득했다. 그 후 듣게 된 환자의 병명은 순간적으로 필자를 긴장시켰다.

환자는 2010년 4월 학교에서 잘 살다가 갑자기 극심한 두통과 현훈이 발생하여 재학 중인 대학교 근처의 대학병원에서 검사하였으며 당시 좌측 시신경 주변에 종양이 발견되어 다시 서울의 대학병원으로 가서 진료를 받았다. 그러나 수술 및 기타 치료를 하기에는 증상이 약하고 조직검사를 하기에는 위험한 부위여서 일단 경과를 지켜보기로 했다. 그 후 두통, 현훈은 사라졌으나 복시, 안구마비 등이 점차적으로 심해져서 내원하게 되었다.

증상분석

환자의 증상은 좌측 외측시야가 소실되어 길을 가다가 왼팔이 물체에 부딪혔으며, 좌측의 안구동작은 중심축에 고정되어 내외회전이 되지 않았다. 그러나 초기의 두통, 현훈은 없었다.(사진참조)

이런 심각한 신경증상 외에 환자는 어떠한 이상도 보이지 않았다. 이에 어열겸수종(瘀熱兼水腫)으로 판단하고 도홍사물탕가미방(桃紅四物湯加味方[1])을 처방하고 장기간 복약하면서 경과를 지켜보기로 했다.

치료경과

- 2011년 5월 24일 : 증상의 변화가 없었다.
- 2011년 6월 14일 : 증상이 전혀 변화가 없어서 환자는 답답함을 호소했다. 그러나 변화가 없는 것이 개선되지 않는 것이 악화되는 것 보다는 훨씬 좋은 것이라고 생각했지만 환자에게는 말하지 못했다.
- 2011년 7월 4일 : 오른쪽 눈을 감고 눈을 움직이면 왼쪽 눈도 조금 움직이게 되었다. 처방은 변경하지 않았다.
- 2011년 8월 9일 : 왼쪽 눈의 동작이 상당히 개선되어 바깥쪽으로 안구가 움직이게 되었다. 대학병원에서는 기적같은 일이 있어났다고 하면서 내년 2월에 다시 검사하자고 했다.(사진참조)
- 2011년 10월 5일 : 일상생활을 하는데 불편이 점점 줄어들고 있으며 초점을 맞출 수 있는 거리가 점점 앞당겨지고 있다고 했다.
- 2011년 11월 28일 : 왼쪽 눈의 동작과 양쪽 눈의 초점 조절능력이 개선되어 축구를 할 수가 있게 되었다.
- 2012년 2월 13일 : 며칠 전 검사한 MRI영상은 이전과는 비교할 수 없을 정도로 종양이 축소되었다. 그래서 신경과 주치의사는 검진 간격을 6개월에서 9개월로 연장하여 11월에 오라고 했다. 환자는 축구를 할 수 있게 되어 좋다고 했지만 진료상에는 아직도 왼쪽 바깥쪽의 반맹이 있었다.
- 2012년 5월 21일 : 환자는 축구 동아리에서 스트라이커를 할 정도로 회복

---

1 桃仁, 當歸, 生地, 川芎, 赤芍 各 4g, 乳香 3g, 紅花 2g, 黃芩 15g, 蒼朮 6g, 茯笭, 澤瀉 各 9g, 甘草 3g 保安萬靈丹 6丸 1日 3回

되었다고 했지만 왼쪽 눈을 완전히 바깥쪽으로 돌리게 되면 미약한 복시가 나타난다고 했다.

- 2012년 8월 13일 : 환자는 일상생활에 전혀 지장없이 잘 살고 있으며 운전면허도 획득했다고 자랑했다.
- 2012년 11월 10일 : 환자는 모든 생활에 문제없이 잘 지내고 있었다.

이후의 경과는 3권에 기재할 예정이다.

후기 및 고찰

시신경을 침범하는 종양은 여러 가지 종양이 있으나 이 환자의 증례처럼 단일하게 나타날 경우에는 시신경교종, 신경섬유종을 의심할 수 있다. 하지만 진단된 것은 아니다.

시신경교종은 시신경교차부를 침범하여 증상이 심각해질 경우에만 수술, 방사선, 화학요법을 진행하게 되며 그 순서는 종양의 크기 및 성상, 성장속도, 발견 당시의 증상에 따라 바뀔 수 있다. 그러나 분명한 것은 어느 정도의 신경손상, 치료후유증은 감수할 수밖에 없다.

이 증례의 경우 장기간에 걸쳐서 조금씩 진행이 되었으며 증상이 명확해진 후에 본원에 내원하여 치료의 성공을 예상하기는 어려웠다. 그러나 치료를 회피할 수는 없었다.

다양한 종류의 뇌종양을 다뤄보기는 했으나 한방치료만으로 이 증례처럼 이상적인 치료가 될 수 있었던 경우는 없었다. 치료에 시간이 많이 소요되고 있고 지루하게 이어지지만 효과는 명백하고 어떠한 부작용 및 신경학적인 손상도 없었다. 매우 성공적이었다.

최근 증상이 개선되고 일상생활에 지장이 없어서인지 환자는 매우 천천히 복약 중이다. 3권에서 다시 언급하겠다.

뇌종양을 다뤄본 사람은 잘 알겠지만 종양치료는 상당히 다양한 방법이 응용되어야만 하고 단순한 하나의 약물만으로는 유효성을 인정받을 수 있는 치료결과를 얻을 수 없다. 순수한 종양은 어혈(瘀血)과 실열(實熱)이 결합된 어열(瘀熱)이며 그 종양의 특성상 종양의 겉표면이 강한지 약한지에 따라 파혈(破血)의 강도를 조절하게 된다. 또한 종양의 존재로 인한 주변조직의 부종, 주요기관의 압박을 고려하여 습담(濕痰)을 고려하고 특정장기에 대한 인경(引經)의 개념을 대입해야 적절한 처방이 나올 수 있다. 췌술하자면 수술 직후에는 이수삼습(利水滲濕), 통리대변(通利大便), 퇴축어혈(退縮瘀血), 청소양열(淸少陽熱), 청열해독(淸熱解毒) 등의 방법을 통해 뇌압을 안정화시킨 후 다시 원래의 처방을 사용한다. 방사선요법이 실시되면 청소양열(淸少陽熱), 청열해독(淸熱解毒)의 치료법을 추가하며 방사선 뇌부종이 발생하게 되면 오수유(吳茱萸), 천마(天麻)와 함께 통리대변(通利大便) 또는 이수삼습(利水滲濕)의 치법(治法)을 사용한다. 화학요법 중에는 여러 부작용이 출현하게 되는데 CBC, WBC DC의 변화, 간 및 신장, 말초신경, 피부의 상태에 따라 수증가미(隨症加味)하게 된다. 또한 장단기 부작용이 있기 때문에 종양치료가 성공적으로 되더라도 후유증으로 고생하는 경우가 있다. 참고적으로 1권에 기재된 악성 뇌종양 후배는 기적처럼 아직 생존하고 있고 현재도 한약을 복약 중이다.

종양의 문제는 모든 서양의학적인 치료가 끝난 후 약 3~6개월이 지난 후에 나타나게 된다. 만약 종양이 진정한 악성이라면(조직검사결과와는 무관하다.) 비록 조직검사에서 악성도가 낮게 나오더라도 (해당되는 종류가 있다면) tumor marker가 상승하면서 원래 종양의 모습을 다시 회복하게 된다. 이 시점부터 진정한 의미의 싸움이 시작된다.

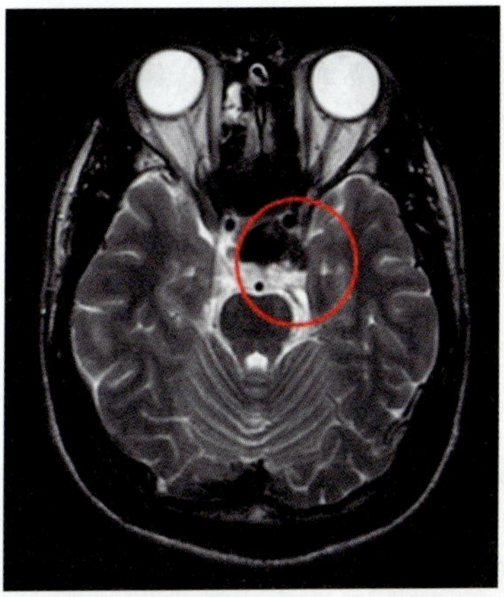

▲ 2010년 4월 1일 좌측 시신경 주변에서 mass가 확인되었다.

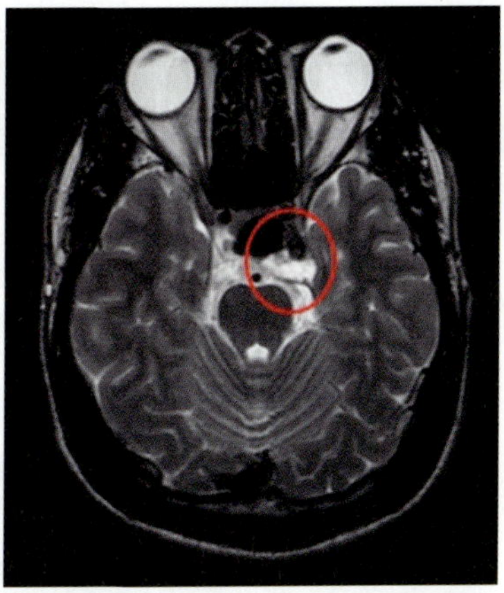

▲ 2010년 8월 9일: 그 후 서울대 분당병원 신경외과 수진하였으며 4개월 후 검사에서는 종양이 확대되었다.

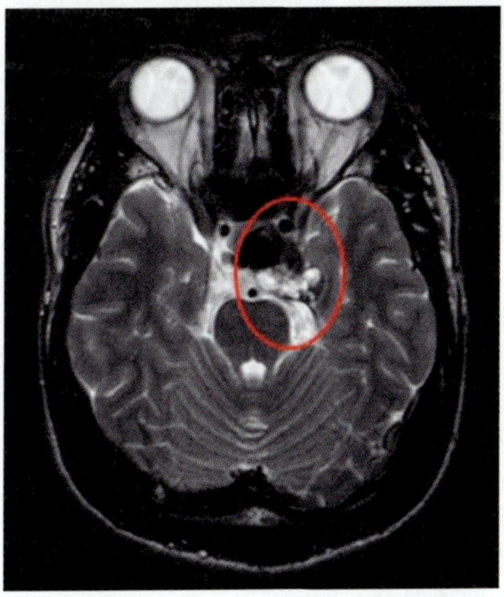

▲ 2011년 2월 7일: 종양 더욱 확대되어 3개월 전부터는 좌측 안구고정사시, 양쪽의 반맹이 나타났다. 그 후에 본원에 내원하였다. 생리학의 시각로(visual pathway)를 확인하기 바란다.

▲ 치료 전

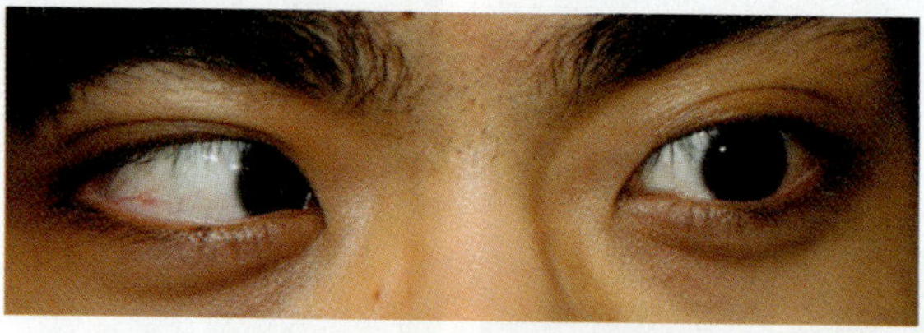

▲ 2011년 8월 2일: 종양의 확대가 정지되었으나 좌측안구의 마비는 아직 회복되지 않았다. 왼쪽으로 눈을 돌리게 한 후 촬영했다.

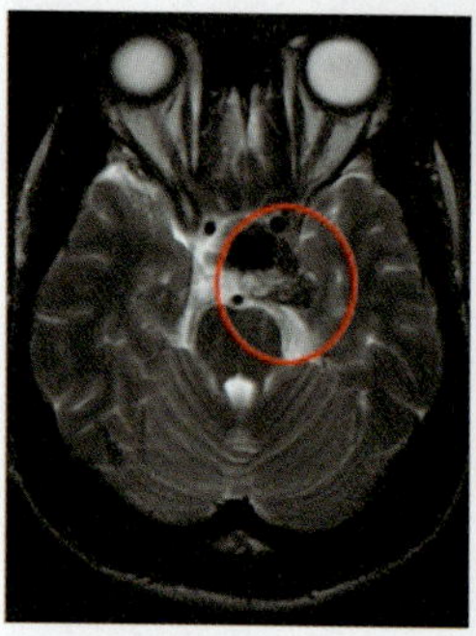

▲ 2011년 8월 2일: 종양의 확대가 정지되고 좌측안구의 동작이 개선되었다.

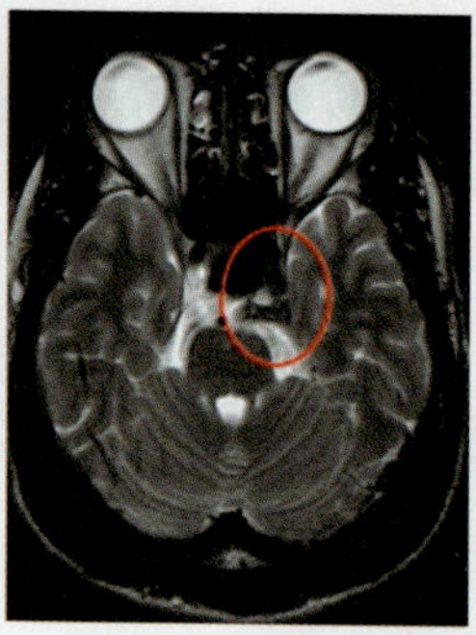

▲ 2012년 2월 11일: 종양이 상당부분 소실되었으며 뇌실질의 압박도 소실되었다. 현재 학교에서 축구부에서 활동하고 있는데 헤딩해도 문제가 없을 정도로 뇌신경기능이 회복되었다. 증상개선되어 신경외과 주치의가 6개월에 한 번씩 하던 검사를 9개월 후에 검사하기로 했다.

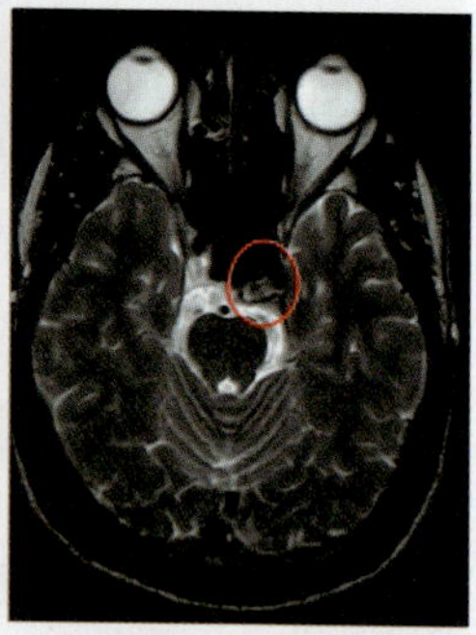

▲ 2012년 11월 10일: 여러 개의 종양핵이 융해되었고 전체적인 크기도 감소되었다.

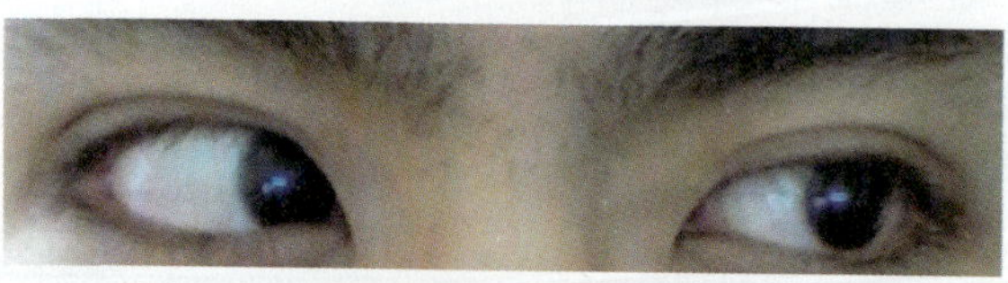

▲ 눈을 왼쪽으로 돌리게 하고 촬영한 사진: 좌측안구의 내외전운동이 가능하게 되었다.

▲ 치료 후

CHAPTER 5
소/아/과/질/환

01 초등학생의 극심한 천식

13세, 남자
진료일 : 2007년 11월 19일

환자의 증상은 약 2년 전 초등학교 5학년 시기에 감기를 심하게 앓은 후 발생했으며 지속적으로 소아과, 이비인후과의 치료를 받아도 증상이 반복되어 지인의 소개로 내원하였다.

증상은 지속적으로 있으나 환절기 또는 피곤할 때 발작적으로 발생하며 발작 전에 감기기운이 있는 듯 하다가 목에서 쌕쌕거리며 호흡곤란을 호소하게 된다는 것이었다. 최근에는 그 증상이 심해져 경구 분무제를 사용하였으나 일시적이었으며 이마저도 잘 듣지 않아 2007년 금년 들어서는 2, 3일 간격으로 소아과에 다니고 있었으며 최근 2개월 동안에 4회 정도 밤에 잠이 들고 얼마 지나지 않아서 숨이 막힐 것 같아 응급실에 다녀왔다고 했다.

증상분석

환자의 증상은 전형적인 알러지성 천식이었으며 부가적인 증상으로 눈이 자주 간지럽고 도한(盜汗)이 극심하였다. 맥부현삽(脈浮弦澁)하고 설미황(舌微黃)하였다.

이에 여러 처방 중에 음허천(陰虛喘)의 맥문동탕가미방(麥門冬湯加味方)[1]을

1 麥門冬 6g, 半夏 6g, 山藥 6g, 玄蔘 6g, 麻黃 12g, 青蒿, 地骨皮, 杏仁, 蒼朮, 甘草 各 4g: 金櫃 麥門冬湯에서 人蔘을 玄蔘으로 변경하고 麻黃湯을 合方하였다.

처방하고 대추(大椎), 폐수(肺兪)를 사혈하고 풍지(風池), 곡지(曲池), 기천혈(氣喘穴), 삼음교(三陰交)에 자침하였다.

치료경과

- 2007년 12월 15일 : 복약 후 기침이 많이 개선되었으며 눈 가려움이 소실되고 잠잘 때 식은땀도 덜 난다고 하였다. 그러나 학교에서는 가끔 답답해서 스프레이를 사용하고 있었다.
- 2008년 1월 11일 : 학원에서도 스프레이를 사용하지 않을 정도로 개선되었으며 잠잘 때 가슴이 답답해지는 일은 치료 후 없었다고 했다. 이에 1일 2회로 복약 횟수를 감량하고 감기에 걸리면 다시 내원하도록 하였다.
- 2008년 4월 9일 : 최근에는 감기에도 잘 걸리지 않을 정도로 튼튼하게 되어 아이에게 보약을 해 줄 겸, 도대체 어떤 한의사인지 확인하고 싶어 부친이 직접 내원하였다.

후기 및 고찰

환자는 그 후로 천식이 재발하지 않고 있으며 아이의 모친은 일과성 통증 및 문의로 가끔 내원하고 있다.

천식이 이렇게 빠르게 호전되는 경우는 거의 없다고 할 수 있다. 이 환자의 경우에는 아직 감기 후유증의 단계, 즉 기관지의 협착, 전색으로 인하여 기관지섬유화가 심각하게 진행되지 않은 순수한 상태로 내원하였으며 아무래도 아이의 영양상태 또는 체질적인 면과 관련이 있는 것으로 판단된다. 즉 음허천(陰虛喘)에 완벽하게 부합되었으며 치료초기부터 과감한 약물사용으로 양호한 치료결과를 얻을 수 있었다.

천식은 대부분 외감(外感)의 후유증이지만 가끔은 스트레스로 인한 천식도 있을 수 있다. 분비물이 있을 때는 그 색택(色澤)으로 한열(寒熱)을 구분하며 스테로이드, 기관지확장제를 장기간, 다량 사용한 경우에는 양허(陽虛)에 해당될 수도 있다.

사용할 수 있는 처방은 마황탕(麻黃湯), 마행감석탕(麻杏甘石湯), 온담탕(溫膽湯), 맥문동탕(麥門冬湯), 사간마황탕(射干麻黃湯), 소청룡탕(小青龍湯), 향사육군자탕합소청룡탕(香砂六君子湯合小青龍湯), 마황부자세신탕(麻黃附子細辛湯), 백합고금탕(百合固金湯) 등 각기 그 증에 맞는 처방을 선택한다.

진정한 문헌적 천식은 신양허(腎陽虛)가 많지만 임상에서는 열증(熱症)도 적지 않으니 주의가 필요하다. 황담(黃痰), 후중유담성(喉中有痰聲)은 당연히 열증(熱症)이며 때로는 백담조담(白痰燥痰)도 열증인 경우가 많다. 일단 음양(陰陽)이 결정되면 그 후에 마황(麻黃)의 용량을 결정하기가 어려운데 치료초기에는 적은 양으로 시작하여 천천히 잠이 덜 올 정도까지만 증량하고 그 후에는 소량을 감량한다. 그래도 증상이 개선되지 않을 경우에는 일정기간 복약하면서 경과를 관찰하다가 처방을 수정한다.

유아기부터 시작된 묽은 변의 소아

만6세, 여아
진료일: 2010년 11월 22일

환아의 증상은 유아기에 이유식이 끝난 후부터 시작된 묽은 변으로 대변의 색은 황색이었으며 매일 1, 2회 묽은 죽 같은 배변을 보고 있었다. 묽은 변은 껌, 사탕, 캬라멜 등을 먹으면 배변의 횟수가 증가하여 아이가 좋아하는 음식을 못 먹게 하고 있었다. 이 증상으로 각종 한방, 양방 치료를 시도했으나 호전되지 않았으며 어느 의원에서는 아연이 부족하다고 아연제제를 복용했지만 증상은 변하지 않았다.

그 밖에 가끔 두통과 구취가 심하게 나기도 하였으며 가끔 복통을 호소하였으며 키와 몸무게는 108cm, 15kg으로 약간 마른 체형이고 설담태미백(舌淡苔微白), 맥긴세삽(脈緊細澁)하였다.

증상분석

환아의 증상을 요약하면 이유식이 끝난 후부터 시작된 연변(軟便), 껌, 사탕, 캬라멜 등의 단 음식을 먹으면 증가되는 배변횟수, 간헐적인 두통 및 구취, 정상적인 영양흡수 등으로 소건중탕(小建中湯)의 긴장성 배변횟수증가(사탕, 껌 등에 의해 유발)와 평위산(平胃散)의 비습(脾濕)을 함께 고려하였으며 기존의 한방치료가 효과적이지 못했으므로 약물의 단위를 조절하기로 마음먹고 다음과 같이 처방하였다. 창출(蒼朮) 18g, 대조(大棗) 18g, 후박(厚朴) 6g, 진피(陳

皮) 6g, 감초(甘草) 9g으로 구성하였으며 성인 1일 분량을 3일에 나눠서 복용하도록 했다. 이 처방은 평위산(平胃散)의 용량을 증가하고 소건중탕(小建中湯), 감맥대조탕(甘麥大棗湯)의 의미로 대조(大棗)를 증량하였다.

치료경과

- 2010년 12월 7일 : 지난 주에는 과자를 먹은 다음에만 설사를 2회 하였다.
- 2010년 12월 31일 : 최근에는 설사가 없었다.
- 2011년 3월 19일 : 최근까지 설사를 하지 않았으며 이번에는 아이가 조금 산만한 것 같고 힘이 없는 것 같아 내원하였다.

후기 및 고찰

이 환아처럼 수년간 묽은 변, 설사를 계속하는 소아환자에서는 위장계열의 약물을 위주로 구성하는 경우가 대부분이다. 처방 중의 창출(蒼朮)과 후박(厚朴)은 항진되어 있는 장의 율동을 안정화시킬 수 있고 대량의 대조(大棗)는 장조증(臟躁證)의 감맥대조탕(甘麥大棗湯)에 사용되는 의미로 중추신경계의 이상흥분을 안정화시킬 수 있으므로 이 증례의 증상을 개선시킬 수 있었다.

우유가 들어있는 음식을 조금만 먹어도 몸이 부어오르는 아이

3세, 남아
진료일: 2010년 11월 13일

환자는 매우 건강한 남자아이로 밥도 잘 먹고 몸집도 단단한 아이였다. 그런데 문제는 출생 후부터 현재까지 분유뿐만 아니라 우유가 포함된 어떤 음식이라도 조금만 먹으면 먼저 얼굴이 부어 오른 후 손발이 부어올라 유제품을 전혀 먹지 못하고 있었다. 형, 친구들이 과자를 먹는 것을 보면 너무 먹고 싶어하여 조금이라도 먹이면 즉시 알러지반응이 나타나 안타까워하고 있다가 주변 사람의 소개로 내원하였다.

증상분석

환자는 이전에 알러지원을 알기 위해 알러지검사를 했었으며 집먼지와 계란 흰자에서만 양성반응이 있었다고 했으나 모든 우유제품에 부종형태의 알러지를 보이고 있었다. 이 밖에 요구르트는 먹어도 문제가 없었으나 요플레는 조금만 먹어도 부어올랐다. 피부는 약간 따뜻한 편이었으나 손톱으로 긁어도 크게 이상반응을 보이지는 않았다. 그 밖에 체온, 식욕, 대소변 등은 정상적이었다.

이에 표풍열(表風熱)의 대청룡탕가미방(大青龍湯加味方)[1]을 15일분 처방하

1 麻黄 2.5g, 肉桂 2g, 杏仁 3g, 石膏 24g, 黄芩 9g, 黄連 9g, 地骨皮 12g, 蒼朮 6g, 生薑 3g, 甘草 4g: 1.5일 분량

고 경과를 지켜보기로 하였다.

치료경과

- 2011년 12월 9일 : 복약을 하면서도 과자를 조금만 먹으면 약간 얼굴이 부어 오르는 것 같아 우유가 들어간 음식은 잘 주지 않았다. 한 번 시험적으로 집에서 요플레를 조금 먹여보라고 하였다.
- 2011년 12월 27일 : 요플레를 한 숟가락 먹였는데 문제가 없어서 반을 먹였는데도 문제가 없었다.
- 2012년 1월 8일 : 과자를 먹었는데도 문제가 없었다. 이에 복용 횟수를 1일 2회로 하고 증상을 관찰하기로 하였다.
- 2012년 5월 4일 : 형과 함께 온 아이는 과자, 우유를 먹어도 부종이 나타나지 않았다.

후기 및 고찰

이 환자가 진정한 알러지인지 모종 감염의 후유증인지는 현재까지도 명확하지가 않다. 대부분의 알러지는 표풍열(表風熱)에 해당되어 양단탕(陽旦湯), 대청룡탕(大青龍湯), 방풍통성산(防風通聖散)의 가미방에 반응을 하지만 체질적인 알러지가 있을 수 있으니 치료기간을 정하는 것은 상당히 어려운 일이다. 그러나 대부분의 알러지질환은 감기로 대표되는 감염후유증이다.

유아 음낭수종증

2009년 10월 7일생 남자
진료일: 2009년 12월 22일

환자는 필자의 둘째 아들로 2009년 10월 7일 출생했다. 출생시에 아무런 문제도 없었으며 건강하게 40주 채우고 3kg의 상태로 태어났다. 출생 직후 대부분의 아빠들이 그러하듯 아들 고추가 잘 있나 살펴보았는데 우측의 음낭이 약간 크길래 내심 이 아이가 커서 정력이 좋겠구나하고 생각하고 그냥 지나쳤다. 기저귀를 갈아줄 때 마다 이상한 느낌이 들었지만 양쪽 고환의 크기가 똑같은 사람은 거의 없으니 문제가 되지 않을 것으로 생각하고 방치했는데 생후 3개월이 지나서 어느날 아이의 반항을 제압하고 간신히 한 번 만져보니 오른쪽의 음낭에 물이 찬 느낌이 있어 불을 끄고 손전등으로 비춰보니 투명한 액체가 보였다. 이때서야 아빠가 한의사인데 이런 것을 그냥 지나친 것이 미안해서 비록 생후 3개월 밖에 되지 않았지만 즉시 약물을 투여했다.

증상분석

영유아의 음낭수종은 감염, 외상, 선천성, 악성질환 등에서도 나타날 수 있지만 이 아이는 어떠한 과거력도 없었으며 출생 후 검사에서도 정상적이었으며 수종의 양상도 투명하였으므로 기산(氣疝)과 수산(水疝)의 혼합형으로 판단하고 보중익기탕가미방(補中益氣湯加味方)[1]을 처방했다.(영유아는 성인의 1/3분량, 즉 성인 1일 분량을 3일에 나눠서 복용한다.)

치료경과

그 후 둘째의 증상은 약 3주 후에 모두 소실되었으며 현재까지 재발 또는 탈장 등의 이상을 보이지 않고 있다.

후기 및 고찰

영유아의 음낭수종(hydrocele)에서 단순성 음낭수종은 전등으로 비추면 투명한 물이 음낭에 차 있는 것을 확인할 수 있다. 아래의 사진에서 밑의 파란색이 손전등인데 촬영시 사진의 불빛으로 맑은 액체를 포착하기가 어려웠으며 다시 사진을 찍기도 아이가 버둥거려서 쉽지 않았다. 만약 염증이라면 뿌옇게 보이며 때로는 국소적인 열감, 전신적인 증상(영유아의 경우에는 자꾸 먹지 않고 보챈다.)도 동반될 수 있다. 대부분 성장함에 따라 증상이 소실될 수 있지만 때로는 수술적인 치료를 통해 좁아지거나 늘어져있는 신경초막(tunica vaginalis) 및 서혜부관(inguinal canal)의 재건술을 해야 한다.[2] 한방임상에서는 대부분 수술 전 약물치료로 호전을 기대하고 오는 경우가 있는데 이때는 이미 변형된 초막이 고정되어 있는 상황이기 때문에 치료에 실패하기 쉬우나 위의 처방에 황기(黃芪)를 점진적으로 가중하면 개선될 수도 있으니 수술 전 시도해볼 만 한 치료법이다.

---

1 黃芪 6g, 丹蔘 6g, 白朮 6g, 當歸 3g, 陳皮 6g, 升麻 6g, 柴胡 6g, 蒼朮 6g, 茯苓 9g, 澤瀉 9g, 續斷 9g, 骨碎補 9g, 甘草 6g: 脾胃論의 원방에 活血化瘀의 丹蔘으로 人蔘을 대신하였다.

2 정규만 편, 동의소아과학, pp453-454, 행림출판, 1996: Wikipedia 검색어 hydrocele testis

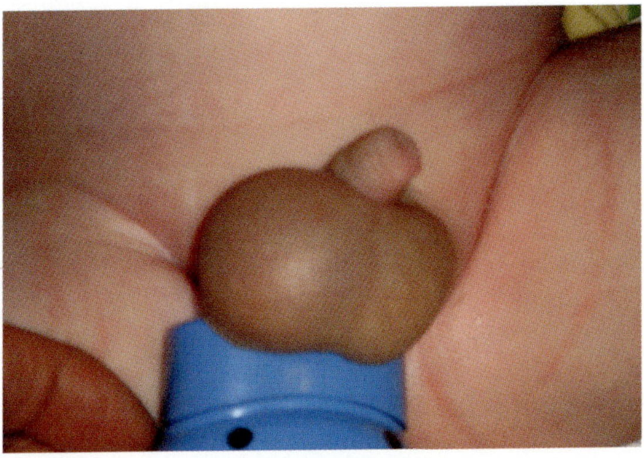

▲ 2009년 12월 22일

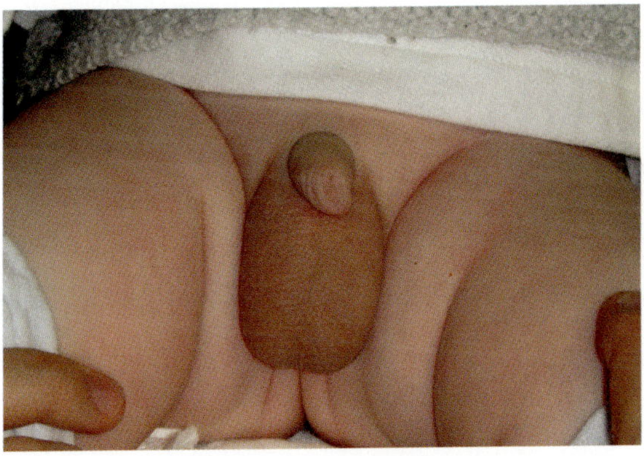

▲ 2010년 1월 25일

05 만 4세 소아의 음낭수종증

2008년생, 남자
진료일: 2012년 3월 30일

환자는 활달한 남자아이로 부모님이 1주일 전부터 목욕을 시킬 때 아이의 고환에 이상한 느낌이 있었으나 계속 관찰하다가 3일전에는 확연하게 이상이 발견되어 3일 전인 3월 27일 대학병원의 검사를 통해 질환을 알게 되었다. 이전부터 본원에 자주 오셨던 가족이라 이번에도 한방치료에 대해 신뢰를 갖고 내원하였다.

증상분석

진찰결과 환자의 증상은 완벽하게 필자의 둘째아들과 동일하였으며 1개월 후에 수술이 예정되어 있어 만약 4주 안에 증상이 개선되지 않으면 수술을 하기로 하고 치료를 시작했다.

환자의 음낭수종은 통증 및 국소적인 발열이 없는 순수하게 장액이 차 있는 것으로 한의학적으로는 수산(水疝) 또는 기산(氣疝)이며 때로는 혼합형태일 수도 있다. 이에 오령산가미방(五苓散加味方)[1]을 투여하고 경과를 지켜보기로 했다.

1 蒼朮, 茯笭, 澤瀉 各 15g, 黃芪 9g, 續斷 9g, 骨碎補 9g, 甘草 6g: 성인 1일 분량을 3일에 分服함

치료경과

환자의 증상은 사진에서 보는 바와 같이 약 2주 후부터 개선되기 시작하여 4주가 되는 시점에서는 완벽하게 치료되었으며 그 동안 환자의 동생이 갑자기 폐렴으로 입원하게 되어 5월 18일 내원하게 되었다.

후기 및 고찰

그 후 환자의 증상은 재발하지 않고 있다.

고찰은 동일 증례를 참고하기 바란다.

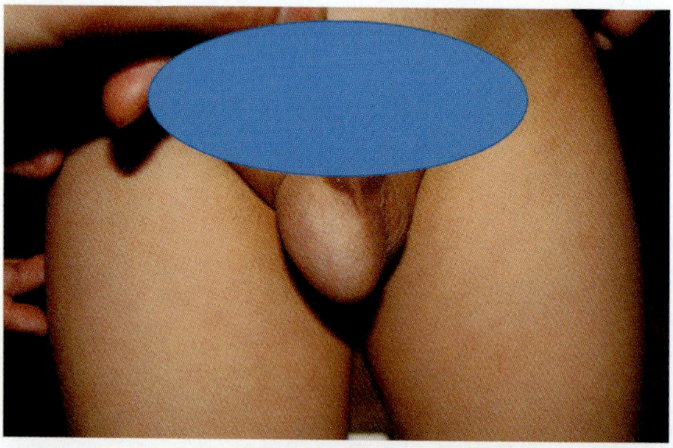

▲ 2012년 3월 30일 치료 전

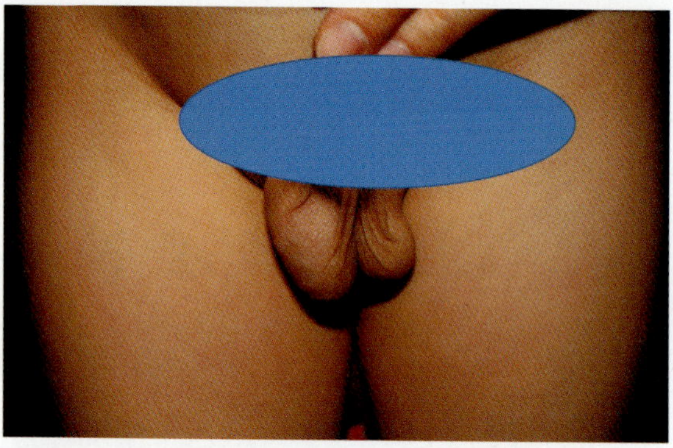

▲ 2012년 4월 18일 치료 중

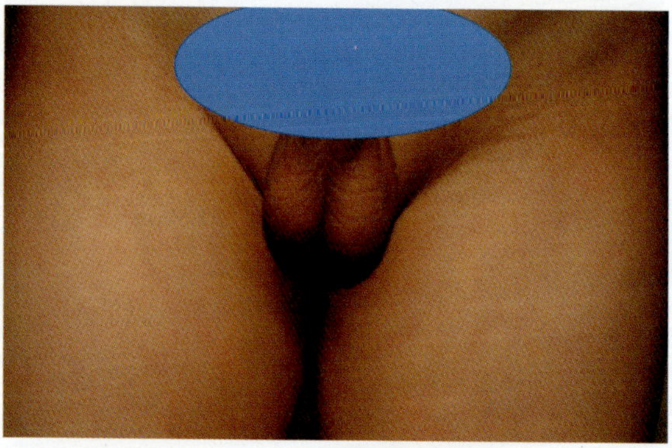

▲ 2012년 5월 18일 치료 종료

음낭수종(2012년 동양의학 학술대회)

Two children with hydrocele which was managed successfully with Korean traditional medicine: Juno Yang O.M.D.

Kyunghee-Yedang Oriental Medical Clinic, Suwon, Kyeonggido, Korea

Summary: Two boys who presented with hydrocele were managed with modified formula of wulingsan(五苓散: 1 day adult dose consisted with Poria 18 g, Polyporus 18 g, Alismatis Rhizoma 18 g, Dipsaci Radix 18 g, Notoginseng Radix 18 g) For each case, dose was reduced to one fourth in the first case (infant) and to one third in the second case (4 years old). They did not show any other symptoms.

Case 1: hydrocele at birth.

The first case had hydrocele at birth and was followed by any intervention until it got bigger and harder. At the age of 2 months, he started the herbal medicine (1/4 of adult dose of Wulingsan). After 1 month, it was shrunk to normal size without any side effect and any recurrence for 3 years.

Case 2: 4 years old boy.

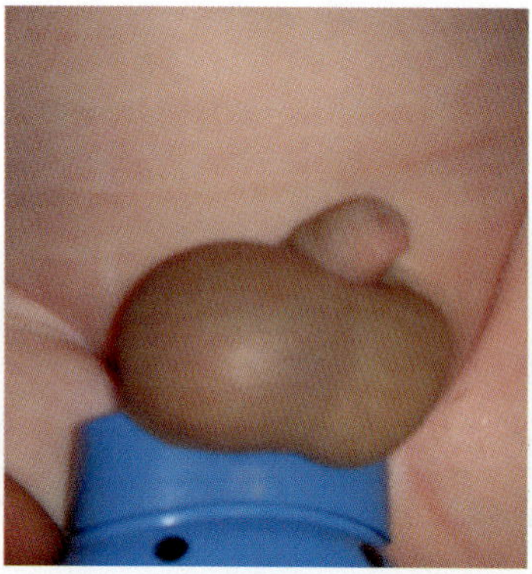

▲ 1st visit: 22nd of Dec 2009

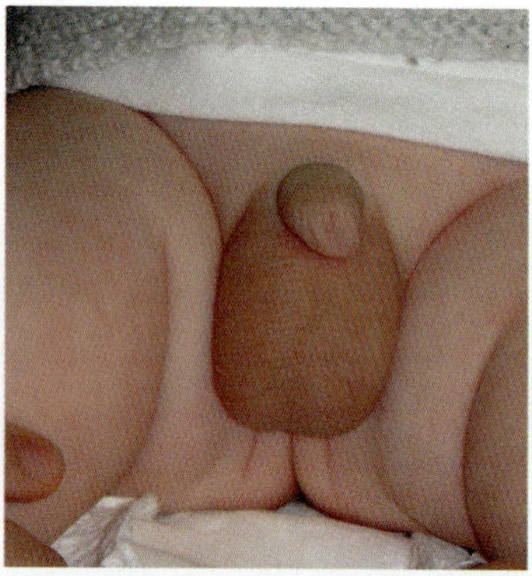

▲ 2nd visit: 25th of Jan 2010

He was born without any sign of hydrocele. Four days after initial notice of hydrocele, he visited the physician who recommended the surgery 1 month later. Since his parents hesitated to get the surgery and wanted another option, they referred to my clinic and decided to take the herbal medicine. This 4 years old boy started with the 1/3 dose of Wulingsan and the lesion was reduced to the normal size after 1.5 month.

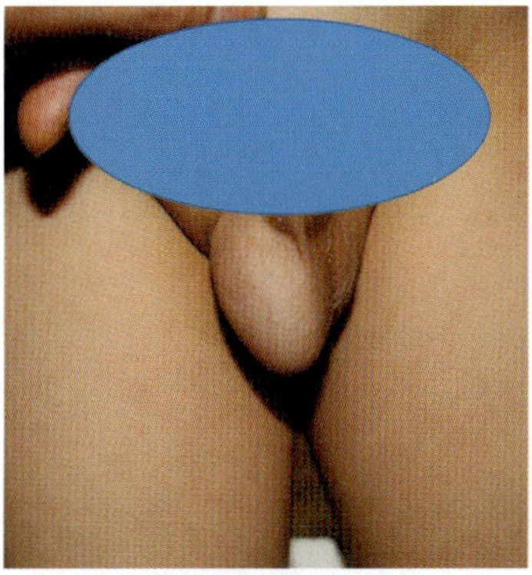

▲ 1st visit: 30th of March 2012

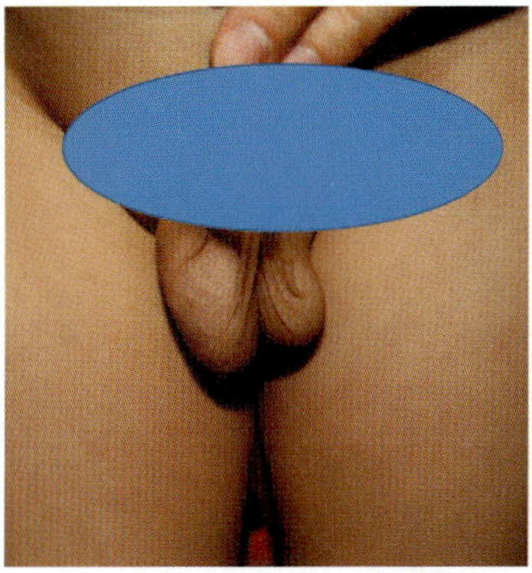

▲ 2nd visit: 18th of april 2012

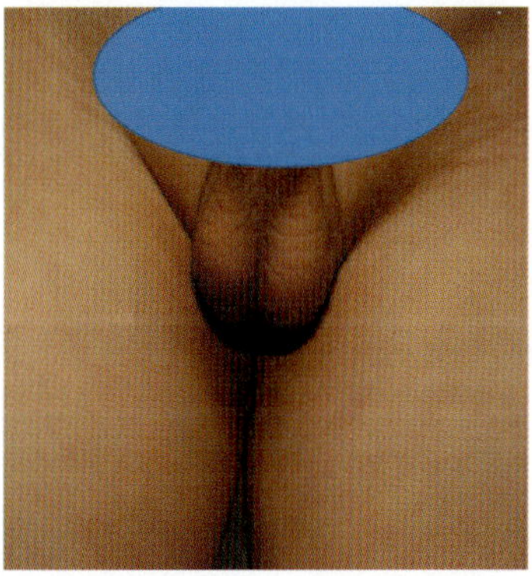

▲ 3rd visit: 18th of may 2012

Hydrocele may be presented with congenital or acquired form. Congenital hydrocele is the result of failure of obliteration of the processus vaginalis and it resolves spontaneously by the age of 3, but if it persists, then it requires surgical procedure. These 2 cases did show the efficacy of reduction of hydrocele with herbal medications even though further long-term follow-ups are needed.

CHAPTER 6

부/인/과/질/환

01 자궁적출 후의 극심한 피로

39세, 여자
진료일: 2008년 6월 12일

환자는 약 6주전 자궁근종으로 자궁을 적출했는데 수술 직후부터 너무너무 피곤하여 아침에 일어나면 몸이 침대 밑으로 꺼지는 것 같고 북어를 두들겨 놓은 듯해서 활동을 할 수가 없었으며 체중이 6kg이나 증가하였다. 이 증상에 대해 병원에서는 시간이 지나면 호전될 것이라고 했으나 너무 힘이 없어서 내과에서 수액을 맞으면 1시간은 반짝 기운이 나지만 다시 원상태로 돌아가서 도저히 참을 수가 없어서 내원하였다.

이밖에 기관지확장증으로 반 년 전부터 대학병원에서 약물을 복용 중이었다.

증상분석

자궁 수술 후의 극심한 피로는 기허(氣虛), 중기하함(中氣下陷)에 해당되는 증상으로 기타 질, 항문탈출 등의 동반 증상이 없어서 순조롭게 치료될 것으로 판단했다. 이전부터 있었던 기관지확장증은 폐양허(肺陽虛)의 사간마황탕(射干麻黃湯) 등으로 장기간 조리를 해야 하므로 치료대상에서 제외하고 추후에 치료하기로 했다. 이에 보중익기탕가미방(補中益氣湯加味方[1])을 처방하고 침

1 黃芪 15g, 蒼朮 6g, 人蔘, 陳皮, 柴胡, 升麻, 甘草 各 3g

구치료는 생략했다.

치료경과

- 2008년 7월 18일 : 환자는 복약 후 모든 증상이 개선되어 살만하다고 했다. 이에 기관지확장증의 완화를 위해 자완(紫菀), 관동화(款冬花)를 각 15g씩 가미했다.
- 2008년 8월 29일 : 기침은 조금 개선되었으나 가슴이 답답하고 자꾸 기침이 나오려고 하였다.
- 2008년 9월 6일 : 기침은 조금씩 계속 하고 있으나 가슴 답답함이 크게 개선되었다.

후기 및 고찰

자궁적출 후의 극심한 피로는 수술 또는 마취제로 인한 증상으로 때로는 수술 후의 심신증으로 나타나는 경우도 있다. 그러나 수술 중 생긴 인대손상, 신경손상, 임파액저류, 내장장기의 골반강내 하수증상이 그 원인일 수도 있으므로 심신증과의 감별은 매우 중요하다. 심신증은 운동을 하거나 걸으면 증상이 개선되나 구조적인 변화로 인한 증상은 운동을 할 수도 없고, 하면 증상이 악화된다. 또한 구조적인 변화의 경우에는 조금만 서서 있어도 하복부가 불어나오거나 하복부의 근경련이 나타나게 된다.

침구치료는 삼음교(三陰交), 혈해(血海) 등을 기본 혈위로 하고 곡골(曲骨), 중극(中極), 횡골(橫骨), 귀래(歸來) 등 하복부의 임맥(任脈), 신경(腎經), 위경(胃經)의 경혈을 추가하고 때로 온침(溫針)을 하며 복부를 통해 수술하였다면 횡행으로 이어진 수술 부위에 침구치료를 한다. 만약 수술부위 해족종(蟹足腫, 켈로이드현상)이 보이면 어홍색(瘀紅色)은 국소사혈을, 분홍색(粉紅色)은 온침(溫鍼) 또는 침구치료 후 적외선조사를 통해 국소의 통증, 소양을 제어하고 요실금을 예방한다.

처방은 보중익기탕(補中益氣湯)을 위주로 사용하며 만약 내장의 하수현상을 눈으로 확인 할 수 있을 정도라면 처방 중의 황기(黃芪)를 처음에 15g에서 점진적으로 증가하여 30g, 45g까지 증량해야 하는 경우도 있으며 자한(自汗), 나언(懶言), 하품(呵欠) 등의 기허(氣虛)가 심한 경우 인삼(人蔘)을 3g에서 시작하여 증상이 소실될 때까지 증량한다. 기타 수술시 자궁만 대상으로 했더라도 상열조열(上熱潮熱), 자한도한(自汗盜汗)이 있을 경우에는 자하거(紫河車)를 가미한다.

다낭성난포증(Polycytic ovaries Syndrome, PCOS)의 불임 환자

28세, 여자
진료일: 2009년 3월 18일

환자는 168cm, 68kg의 살집이 있는 여성으로 이전부터 3~4개월 1회 정도의 소량의 월경이 있었다. 2008년 11월 결혼을 하였으며 그 전 1년간 피임을 하지 않았으나 임신이 되지 않았으며 결혼 후 부인과에서 다낭성난소증후군으로 진단받고 임신을 위해 약물치료를 했으나 임신은 물론이고 월경이 없어 한방 치료를 하기 위해 내원하였다.

증상분석

환자는 3, 4개월 1회 월경이 있는 계절경(季節經)의 양상으로 월경을 하고 있었으며 결혼 전 후 1년 동안 정상적인 부부생활에도 임신되지 않았다. 전신의 상황은 모발 및 체모가 다른 여성에 비해 상당히 많았으며 코밑에도 짙게 섬모가 있었다. 추위와 더위를 잘 타고 손발의 땀도 다한증이라고 까지는 아니더라도 항상 축축했으며 대변도 2일 1회 정도의 딱딱한 대변을 보고 있었다. 설담반(舌淡胖)하였고 맥(脈)은 부긴삽(浮緊澁)하였다.

환자의 모친 또한 동일한 증상으로 천신만고 끝에 결혼 5년 만에 겨우 임신되어 출산하였으며 비만의 경향이 있었으며 현재 고혈압, 고지혈증이 있었다.

이상의 증상 및 소증(素症)으로 하초축혈(下焦蓄血)에 음허양항(陰虛陽亢)을 겸한 다낭성난소증후군의 불임증으로 진단하고 도홍사물탕가미방(桃紅四

物湯加味方)[1]을 처방했다.

치료경과

- 2009년 4월 21일 : 복약 10일 후 월경이 있었다.
- 2009년 5월 13일 : 2일 전부터 월경이 시작되었다.
- 2009년 5월 28일 : 부부관계는 1일 1회 정도로 하고 있었다.
- 2009년 9월 21일 : 임신 10주로 확인되어 매우 기뻐하며 전화로 알려주었다.

후기 및 고찰

다낭성난소증후군은 상위 뇌중추에 의한 신경호르몬 → 시상하부에 의한 뇌하수체 자극호르몬 → 뇌하수체에 의한 뇌하수체호르몬 → 표적조직에 이르는 일련의 계통[2]에 기질적이 아닌 기능적인 교란으로 인해 발생하는 고안드로겐증, 비정상적 gonadotropin분비, 인슐린저항성을 특징으로 하며 무배란증, 다모증, 불임증, 비만, 양측난소의 다낭성 증대 등 다양한 임상증상을 보이는 질환으로 무원인성 불임의 상당한 부분을 차지한다. 다낭성난소증의 원인으로는 유전, 내분비 및 대사이상, 시상하부-뇌하수체 축의 이상, 고안드로겐증, 인슐린저항성, 난소, 부신, 비만 등이 있으나 단일원인을 찾을 수는 없다.[3]

한의학적으로는 경폐(經閉), 붕루(崩漏), 월경부조(月經不調), 불임(不妊) 또는 난소의 증대로 인한 징가(癥瘕)의 범위에도 속한다. 다낭성난소증후군

1 醫宗金鑒: 四物湯(用生地黃: 當歸, 川芎, 赤芍, 生地)加 桃仁 6g, 紅花 2g 乳香 4.5g, 沒藥 4.5g, 蒼朮 6g, 黃芩 9g, 代赭石 12g; 四物湯의 활용은 醫方集解를 참조하기 바란다.

2 김경진, 조세형, 신경호르몬, pp32-36, 아카넷, 서울, 2002

3 이진용 편저, 생식내분비학, pp107-134, 서울대학교 출판부, 2002

은 부수된 증상에 따라 신양허(腎陽虛), 담음위병(痰飮爲病), 기체혈어(氣滯血瘀), 간울화화(肝鬱化火)로 분류할 수 있으나[4] 일단 환자들은 증상이 있어야 치료를 시작하게 되고 이미 초음파에서 섬유화된 다낭성난소를 확인하고 그 후 배란유도에도 반응을 하지 않게 되면 한방치료를 시작하게 되므로 한방임상에서는 어혈겸간양상항(瘀血兼肝陽上亢)이 많을 수 밖에 없다. 그러나 아직 섬유화되지 않은 경우도 존재하기 때문에 담음(痰飮)이 동반된 경우도 적지 않다. 각종 축어탕류(逐瘀湯類)와 온담탕류(溫膽湯類)에 대자석(代赭石), 자석(磁石), 용골(龍骨), 모려(牡蠣) 등의 중진약물(重鎭藥物)을 가미하는 경우도 있고 명확한 변증적, 영상적 진단으로 단독 유형의 처방을 사용할 수도 있다. 결혼 전에 발병한 경우라면 지속적으로 치료하여 월경이 어느 정도 정상화된 후에 일정간격으로 월경이 나오게 되면 다시 3~6개월간 경과를 관찰하고 그래도 문제가 없다면 천천히 약물을 감량한다. 약물중단 후 몇 개월 후에 동일

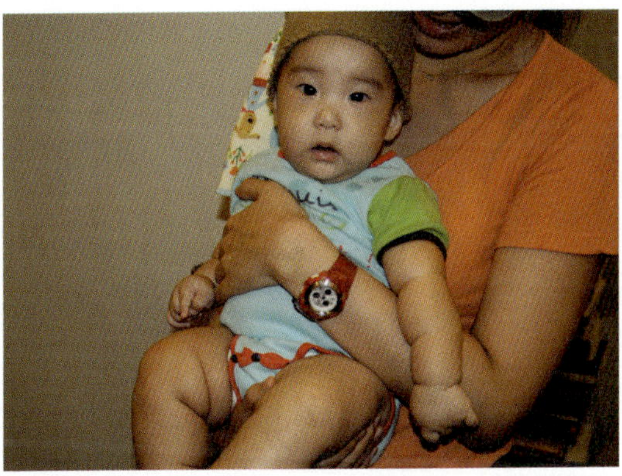

▲ 2010년 9월 1일 내원사진

4 牛建昭 主編, 現代中西醫婦科學, pp111-122, 中國科學技術出版社, 1996

한 상태로 돌아간다면 다시 치료해야 한다. 결혼한 후라면 복약 중에 임신을 하게 되면 매우 이상적인 치료가 된다. 이미 다낭성난포증이 일측 난소를 장악하여 유착이 심한 경우라면 부인과의 도움으로 수술적인 요법을 시행한 후 한방치료를 해도 무방하다. 기타 서양의학적인 치료법은 부인과학을 참조하기 바란다. 필자는 한의학뿐만 아니라 서양의학도 좋아하지만 피임약을 사용한 치료법은 개인적으로 권하고 싶은 치료법은 아니다.

중학생의 극심한 월경통

03

14세, 여자
진료일: 2007년 8월 28일

환자는 2년 전 가을에 초경이 시작되었으며 초경부터 생리시기가 되면 미약한 복통이 있었지만 참을만해서 견디고 있었으나 1년 전부터는 생리가 시작되면 끝날 때까지 극심한 복통이 나타나 부인과 검진 후 약물을 복용하였으나 통증이 없어지지 않고 시간이 지날수록 통증이 심해져 월경 때만 되면 진통제를 하루에 4알까지 복약하곤 하면서 견디다가 이제는 진통제로도 통증이 억제되지 않아 한방치료를 하고자 내원하였다.

증상분석

환자의 월경통은 월경개시 1일전 하복부에서 미약한 경련성 통증으로 나타났으며 월경이 시작되면 허리를 펼 수 없을 정도가 되고 때로는 구토, 설사 또는 변비가 되기도 했으며 통증이 시작되면 진땀을 흘리며 손발과 얼굴이 하얗게 변할 정도로 극심했다. 복진(腹診)시 하복(中極穴)에서 미약한 반향이 있었으나 진단에 도움이 될 정도는 아니었으며 현재 월경기간이 아니어서인지 맥진(脈診)에서도 별 이상은 없었다. 그 밖에 진단상 특이사항, 가족력 등은 없었으며 생리통을 제외하고는 명랑한 중학생의 모습이었지만 모친의 말로는 짜증은 조금 낸다고 했다.

이 환자의 처방은 참으로 고민을 많이 하게 만들었다. 현재 증상이 있는 것도 아니고 월경 때만 되면 동일한 통증이 반복되므로 언제까지 치료를 해야 하는지도 결정할 수 없었다.

이에 일단 치료방향을 자궁점막의 염증반응으로 인한 통증으로 유추하고 한의학적으로 어혈복통(瘀血腹痛)으로 진단하였으며 도핵승기탕(桃核承氣湯去芒硝)[1]에 황금(黃芩) 9g, 지실(知實) 6g을 가미하여 처방하고, 다음 월경이 끝난 후 다시 처방을 변경하기로 했다.

치료경과

- 2007년 9월 28일 : 2주전 월경이 시작되어 통증이 있었으나 진통제를 복용할 정도의 통증은 아니었으며 월경시작 수일 후 월경이 채 끝나기 전에 통증이 소실되었다. 이에 실소산(失笑散: 蒲黃, 五靈脂)을 가미했다.
- 2007년 10월 18일 : 1주일 전 월경이 시작되어 2일전 종료되었으며 통증을 거의 느끼지 못했다.

후기 및 고찰

환자는 2009년 7월 현재까지 월경통에 대한 것은 신경을 쓰지 않아도 될 정도가 되었으며 1년에 1회 정도 건강검진 차원에서 내원하고 있다.

월경통은 일상생활에 지장을 줄 정도가 되거나 약물치료가 필요하게 되었을 때 진단된다. 원발성과 속발성으로 구분되며 하지(脾經) 또는 배부(膀胱經)로의 방산통, 오심, 구토, 설사, 두통, 실신, 피로 등 각종 증상이 나타날 수 있다. 임상적으로 중요한 점은 통증이 나타날 때는 영상검진에서도 자궁근의 두

1 傷寒論88條, 太陽病不解, 熱結膀胱, 其人如狂, 血自下, 下者愈, 其外不解者, 尙未可攻, 當先解其外, 外解已, 但少腹急結者, 乃可攻之, 宜桃核承氣湯. 桃核, 桂枝, 大黃, 芒硝, 甘草; 금회 처방: 桃核 9g, 肉桂 6g, 大黃 3g, 甘草 6g

께가 증가됨을 확인할 수 있으며[2], 월경 후에는 대조군과 동일한 자궁외형을 보인다는 것이다. 현재까지는 월경통에 대하여 PG(prostaglandin)이 염증매개인자로 주목되어 omega3, magnesium, VitE, zinc, VitB1, NSAIDS, 피임약 등을 사용하고 있지만 지속적인 효과를 보이는 치료법은 없는 실정이며 장기간 사용시 부작용과 약물내성이 보고되고 있다. 한의학에서는 여러 용어들이 있지만 경행발열(經行發熱), 경행신통(經行身痛), 경행복통(經行腹痛), 경행토사(經行吐瀉) 등이 월경통 및 부증상에 해당된다. 이러한 월경통을 경전(經前), 경래(經來), 경후(經後)로 분류하고 허실로 나눠 치료법을 설정하였는데[3,4], 이는 대뇌, 뇌하수체, 성선축의 비정상을 교정하는 방법을 체계적으로 분류한 것이라고 할 수 있다. 예를 들어 난포호르몬의 부족으로 인한 경전복통(經前腹痛)의 경우와 기혈양허(氣血兩虛)로 인한 뇌하수체의 분비부족에는 보법(補法)을 사용하고, 대뇌흥분으로 인한 뇌하수체분비이상에는 사법(瀉法)을 사용하는 근거 및 해설이 모두 가능한 것이다. 이 방법은 단순한 PG의 억제, 자궁근경련의 억제로 보는 관점보다는 상세한 치료방법이며 환자에 따른 변증(辨證)의 중요성을 다시 한 번 강조하게 하는 부분이다. 월경통을 단순히 염증, 어혈(瘀血)이라고 진단하기에는 그 유형이 너무나도 다양하다.

---

2 Kataoka M, Togashi K, Kido A, et al. (2005). "Dysmenorrhea: evaluation with cine-mode-display MR imaging--initial experience". Radiology 235 (1): 124-31.

3 陸青節, 萬病醫藥顧問, 婦人科 pp10-12, 大中國圖書公司, 臺灣, 1983

4 송병기, 한방부인과학, pp204-219, 행림출판, 서울, 1995再版

04

출산 후의 부종, 단백뇨

33세, 여자
진료일: 2007년 7월 27일

환자는 1주일 전 남자아이를 출산하였으며 임신 5, 6개월 시기부터 부종과 함께 단백뇨가 발생하였다. 병원에서는 혈압, 혈당 등이 변화를 보이지 않아 집에서 안정하라고 지도하였으며 지속적인 검진에서도 단백뇨가 ++이상으로 악화되지는 않아 경과만 관찰하다가 정상적으로 출산했다. 출산 후 1주일이 지났지만 단백뇨는 ++로 유지되고 있었으며 체중도 감소하지 않았고 전신이 부어있었으며 환자의 하지를 손으로 누르면 움푹 들어가서 회복되는데 시간이 걸렸다. 기타 혈압, 혈당, 음식대소변은 정상이었다. 현재 환자의 아이는 신생아 황달로 병원에 입원 중이었다.

증상분석

환자의 단백뇨, 부종은 임신시기에 발생한 요로감염이 의심되었으나 소변에서 백혈구는 검출되지 않았다. 하지만 임신중독증으로 판단하기에는 당뇨, 혈압의 변화가 없었으며 출산 후에 부종의 변화가 없는 점으로 미루어 요로감염 내지는 상세불명의 신장염으로 추정하고 오령산가미방(五苓散加味方[1])을 처방했다.

1 蒼朮, 茯苓, 澤瀉 各 12g, 猪苓 6g, 黃芪 15g, 乾薑, 肉桂, 天雄(黑附子), 黃柏, 龍膽草, 甘草 各 6g

치료경과

- 2007년 8월 18일 : 환자의 전신부종 및 다리의 함몰부종, 단백뇨가 모두 소실되었으나 환자는 아직도 조금만 피곤하면 얼굴이 약간 붓는 것 같아서 동일한 처방을 사용하였다.

후기 및 고찰

환자는 그 후 모든 증상이 재발하지 않고 현재까지 잘 지내고 있다.

임신 중에는 신체의 생리적 변화에 따라 각종 면역저하에 의한 감염(모낭염, 담마진, 방광염, 신우신염 등)도 잘 발생하고, 태아와 모체와의 면역반응에 의한 각종 질환(간염, 신염, 류마티스 등의 자가면역질환 등)도 발생하기 쉽다. 또한 출산 과정 중에 나타나는 질환은 그 수를 헤아리기 힘들며 치료법 또한 상당히 다양하다. 현대의학의 발달로 임신 및 출산에 관련된 수많은 난제들이 해결되었지만 한의학이 개입할 수 있는 여지는 충분히 많다. 바꿔 말하면 한의학의 치료기술이 현대의학에 의해 검증 또는 확인될 수 있는 길이 더욱 많아진 것이다.

산모의 질환을 다루는 것은 자칫 태아에 영향이 있을까 우려하여 방치하는 경우가 많은데 만약 증상이 위중하다면 치료를 하지 않는 것이 태아에 대한 영향이 더 크며 심지어 산모와 태아 모두 심각한 영향을 받을 수 있기 때문에 한방이론의 유고무손(有故無損)에 따라 치료에 착수해야 한다.

신장질환에 대한 치료이론은 이후에 기타 증례에서 상세하게 기술하겠다.

한방 임상이야기

05

출산 후의 양하지 부종

30세, 여자

진료일: 2011년 11월 30일

환자는 10일 전 건강한 남아를 출산하였다. 그런데 출산 전부터 조금씩 부어오르던 양쪽 다리가 출산 후에는 매우 심하게 부어올라 압박스타킹을 착용한 후에 조금 가라앉았으나 더 이상 개선되지 않아 내원하였다.

증상분석

환자는 첫아이를 출산할 때는 부종이 없었으나 이번에는 손발에 부종이 나타나고 처음에는 부종이 감소하다가 다시 빠지지 않고 얼굴까지 부어서 매우 걱정하였다. 환자의 부종은 손목과 발목, 발전체에서 확인할 수 있었으며 전형적인 산후부종으로 보였으나 첫째를 출산할 때는 부어오르지 않았었다고 했다. 그 밖에 다른 문제는 없었으나 모친이 갑상선질환을 갖고 있었다.

이에 산후 임파액정체를 고려하여 오령산가미방(五苓散加味方[1])을 처방했다.

치료경과

● 2011년 12월 23일 : 환자의 다리와 손의 부종은 대부분 소실되었으나 머

1 蒼朮, 茯笭, 澤瀉 各 9g, 肉桂 2g, 銀杏葉 12g, 山藥 9g, 黃芩 12g, 甘草 3g

리가 아프다고 전화로 알려주었다.

- 2011년 12월 30일 : 환자는 그 동안 날씨가 추워서 내원하지 않다가 부종이 소실된 것도 직접 보여주고 또 최근 수유시에 양쪽 고관절의 통증이 나타나고 가끔 마른기침을 하게 되어 산후보약을 먹고 싶다고 내원하였다.

후기 및 고찰

그 후 환자의 부종은 완전히 소실되었다.

출산 후의 부종은 일반적으로 2-4주 정도면 혈액순환이 개선되면서 자연적으로 소실되는 경우가 대부분이다. 그러나 임파액순환이 좋지 못하면 산후의 부종이 단백부종으로 바뀌게 되면서 산후비만으로 발전하기도 한다.

처방의 운용에 있어서 필자가 오령산(五苓散)에 은행엽(銀杏葉)을 추가한 이유는 단순히 수종(水腫)만을 제어해서는 임파액의 순환을 촉진할 수가 없기 때문이다. 그러므로 초기에는 은행엽(銀杏葉)을 사용하고 만약 그래도 부종이 지속되거나 감소하는 속도가 느릴 경우에는 황기(黃芪)를 천천히 가미하고 추가적으로 건강(乾薑), 육계(肉桂), 천웅(天雄, 黑附子) 등의 보신양(補腎陽)약물과 인삼(人蔘), 당삼(黨蔘) 등을 추가해야 한다.

단순해 보이는 산후부종이 임파부종으로 진전될 가능성도 배제할 수 없다.

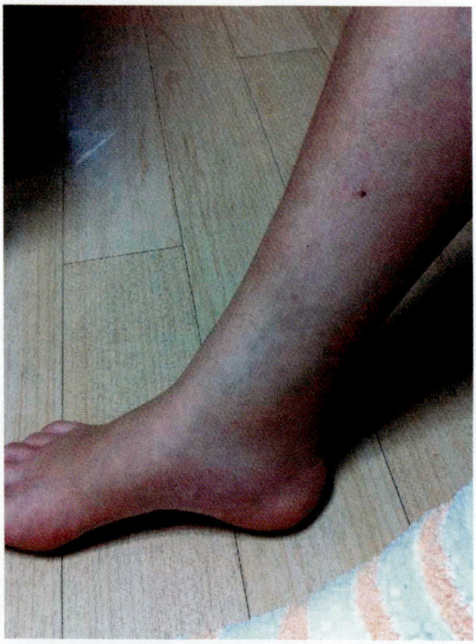

◀ 2011년 11월 30일 : 산후조리원으로 왕진을 가서 휴대전화로 찍은 사진, 산후부종이 발목과 손목에 집중되어 있었으며 경골을 압박해 보려 했으나 환자가 통증을 호소하여 그대로 촬영했다.

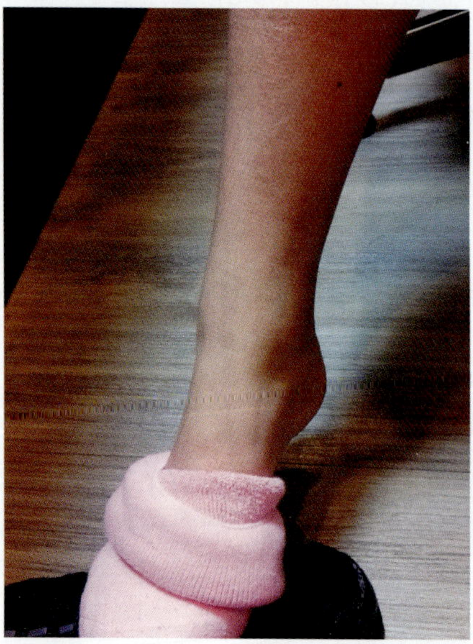

◀ 2011년 12월 30일 : 보온 양말을 신고 약 1시간 동안 자동차를 타고 내원하였으나 부종이 보이지 않았다.

출산 후의 자궁내 혈종

32세, 여자
진료일: 2009년 8월 8일

환자는 임신 34주 경 갑자기 극렬한 하복통이 발생하여 분당의 모 산부인과에서 10여 일 동안 입원하여 각종 치료를 했으나 증상이 제어되지 않아 근처 모 대학병원에 입원하여 6월 3일 응급 자궁절개술로 2.18kg의 여아를 출산했다. 그러나 출산 후에도 자궁출혈이 지속되어 색전술과 수혈을 했다. 그 후 초음파상에서 출혈, 어괴(瘀塊)가 보였으나 자연적으로 흡수될 것으로 예상하고 자궁수축을 촉진하는 약(미상)을 처방받고 퇴원했으나 극렬한 하복통 및 발열로 입원과 퇴원을 수회 반복하다가 지인의 소개로 내원하였다.

증상분석

환자의 초음파, CT, MR 영상(사진참조)에서는 출산 후 2개월이 지났음에도 직경 약 7cm가량의 정상조직과 경계가 뚜렷한 혈괴가 자궁을 가득 메우고 있었으며 하복부에 압통이 있었다. 그럼에도 압박에 의한 기타 증상은 없었으며 맥세삽(脈細澁)하였다. 이에 자궁의 어혈흡수를 촉진하는 생화탕(生化湯)[1]에 안태(安胎)의 황금(黃芩), 백출(白朮) 각 6g, 온하초(溫下焦)의 육계(肉桂) 3g, 거어혈(去瘀血)의 속단(續斷) 9g, 활혈지통(活血止痛)의 현호색(玄胡索)

1 當歸 15g, 川芎 6g, 桃仁 6g, 乾薑 3g, 甘草 2g〈傅靑主女科〉

6g, 보혈(補血)의 당삼(黨蔘)[2] 15g을 가미했다.

치료경과

- 2009년 8월 17일 : 어제부터 휴지에 묻는 정도의 선홍색 자궁출혈이 있었으며 복약 후에는 대변이 1일 2, 3회 정도 무르게 나왔다. 이에 처방을 변경하지 않았다.
- 2009년 8월 22일 : 새벽에 약한 정도의 통증과 이전보다 약간 많은 양의 자궁출혈이 있었으며 아직 초음파로 확인하지는 않았다.
- 2009년 9월 3일 : 초음파검사결과 혈괴의 대부분이 흡수되었다.[3]
- 2009년 9월 28일 : 이미 모든 증상이 소실되어 한방치료를 종료하고 11월 정기검진에서 다시 MRI검사를 하기로 했다.
- 2009년 11월 21일 : MRI영상에서 자궁내부의 혈괴는 모두 소실되었으며 비록 이완된 자궁근육이 아직 완전하게 정상화되지는 않았지만 정상적인 월경을 보이고 있었다.

후기 및 고찰

이런 증례는 이전에는 한의학적 치료를 많이 했었겠지만 현재의 의료상황에서는 접하기가 쉽지 않다. 임신 말기가 되어 나타나는 급성 자궁근경련은 큰 위험이 될 수도 있으며 이 증례처럼 극심한 경우에는 태아와 산모에게 치명적인 결과를 야기할 수도 있다. 위 증례의 환자는 로컬 부인과에서 10여 일이나 강력한 이완제를 투여하였으나 근경련이 해소되지 않아 급히 자궁절개를

2 參照 本草備要

3 이후에 확인을 하여 알게 된 일이지만 이때의 초음파영상은 비급여로 하였으며(의사의 개인재량으로) 컴퓨터에 저장을 하지 않아 결과적으로 아쉽지만 이 증례는 임상논문으로는 발표하지 못하게 되었다.

통해 출산하였으며 극렬한 근육경련기에 발생한 자궁주변의 파열된 혈관에 대해 색전술을 시행하였고 그 후에도 자궁의 정상적인 수축이 이뤄지지 않아 출산 후 2개월간 고생하다가 한방치료로 전환하게 된 증례로 이 과정에 한방치료가 개입할 수 있는 시간적, 심신적인 여유는 거의 없었으며 만약 개입되었다고 하더라도 그 효과를 장담할 수는 없었을 것이다. 결과적으로는 다행스럽게도 한방의 어혈론(瘀血論)에 따른 치료 후에, 허탈되어 기능을 못하던 자궁을 보존할 수 있었으며 향후 자연적인 자궁회복이 이뤄지면 임신도 가능하게 되리라 생각하며(원고 작성 후인 2012년 7월 자연임신이 되었으며 2013년 4월 출산했다.) 만약 그렇지 않을 경우에는 기허(氣虛)의 자궁하수에 준하여 치료할 수 있다.

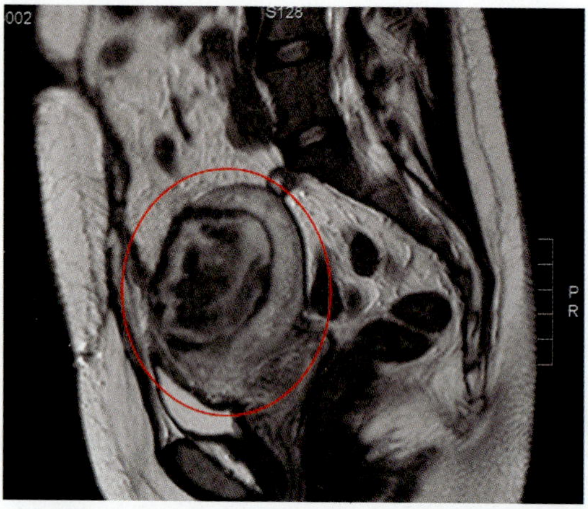

▲ 2009년 7월 22일, 치료 전 사진, 붉은색 원안에 자궁과 혈종이 보인다.

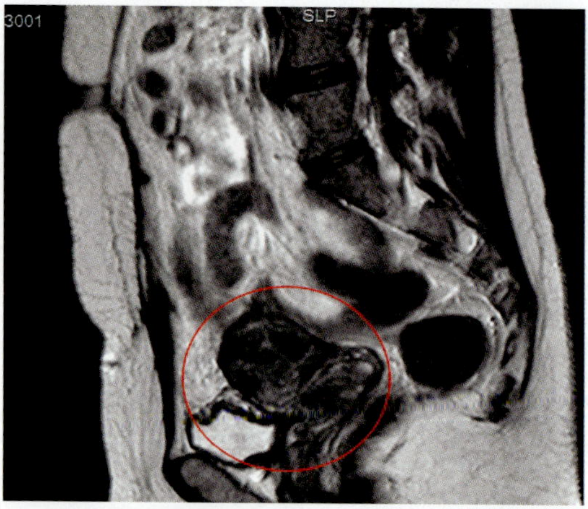

▲ 치료종료 후, 2009년 11월21일, 비록 혈종은 모두 제거되었지만 자궁의 모습이 정상적인 자궁과는 차이가 있다.

피곤하면 재발하는 질염

07

35세, 여자
진료일: 2008년 11월 12일

환자는 2년 전 자연유산 후부터 몸이 약해져서 자주 감기에 걸리고 힘이 없어서 보약을 몇 번이나 먹었고, 금년 봄에는 감기 후에 축농증이 심해서 이비인후과에서 1개월 반 이상 치료했으나 현재도 피곤하면 코가 막히고 힘들다고 하였다. 그러나 문제는 자연유산 후부터 지속되고 있는 질염인데 냉이 많이 나오면 부인과의 치료를 받았으나 약을 중단하면 이전의 증상이 반복되어 한의원에 내원하게 되었다.

증상분석

환자의 질염은 피곤하면 심해지며 성관계와의 관련은 없었으며 생리 끝에는 증상이 심해졌으며 냉의 양상은 희고 때로는 노랗게 되기도 하며 가끔 생선 냄새처럼 나기도 했다. 질염 외에 극심한 피로감을 호소하고 있었다. 맥긴삽(脈緊澁)하였으며 지병은 없었다.

이에 기허겸하초습열(氣虛兼下焦濕熱)로 진단하고 보중익기탕가미방(補中益氣湯加味方)[1]을 처방했다.

---

1 黃芪 15g, 丹蔘 6g, 蒼朮 6g, 陳皮 6g, 柴胡 6g, 升麻 6g, 龍膽草 9g, 鷄內金 6g, 甘草 6g

치료경과

- 2008년 12월 11일 : 최근 2년 동안 매번 생리가 끝나면 질염이 심해서 며칠 동안은 부인과의 약물치료를 해야 했는데 이번에는 견딜만하였다. 다시 2주 분의 약물을 처방하였다.
- 2010년 2월 5일 : 그 동안 질염은 그리 신경이 쓰이지 않을 정도가 되었다. 그러나 2009년 12월에 회사에서 작업 중에 기계의 벨트에 손이 들어가서 오른쪽 상완의 근육, 정맥이 파열되었으며 정형외과에서 입원치료하여 부종은 개선되었으나 통증이 지속되어 내원하였다.

후기 및 고찰

만성질염은 세균성질염이라고도 하며 질 내에 기생하는 유익균인 유산균(lactobacillus)이 감소하고 혐기성세균이 증가하여 증상이 발생하는데 그 원인은 불분명하다. 이러한 질염은 골반염, 자궁감염, 각종 부인과 수술 후의 감염을 증가시킬 수 있으므로 치료시 유의해야 한다. 이 증례에서는 보중익기탕(補中益氣湯)에 용담사간탕(龍膽瀉肝湯)의 의미를 첨가했지만 단순히 용담사간탕(龍膽瀉肝湯)만으로도 제어할 수 있다. 증상에 따라 황금(黃芩), 사상자(蛇床子) 등을 가미하기도 하고 때로는 질내삽입제[2]를 사용할 수도 있다.

---

2 硫黃0.3, 雄黃0.3, 蛇床子1을 거즈에 싸서 동그랗게 말고 그 끝을 실로 처리하고 삽입 후 하룻밤이 지나면 밖으로 나와 있던 실을 당겨서 천천히 빼면 된다. 사용에 불편을 호소하거나 특수한 상황에서는 내복약물만 사용한다.

CHAPTER 7

기/타/질/환

01

반고리관이상으로 인한 위치성 현훈

53세, 여자
진료일: 2006년 12월 1일

환자는 최근 4, 5개월 전 갑자기 극심한 현훈, 두통, 구토가 발생하여 응급실을 통해 종합병원에 입원하여 MRI, 뇌파 등의 신경과적인 검사에서 모두 정상이었으며 입원 1주일 후 증상이 조금 가라앉아 퇴원하였으나 다시 극심한 증상이 나타나 입원하였으며 지난 수개월간 3회나 더 입원하곤 하여 한방치료를 받기 위해 내원했다.

증상분석

환자의 상태는 머리를 조금만 움직이거나 몸을 조금만 돌려도 극심한 현훈이 나타났고 심한 경우에는 극심한 구역 및 구토가 동반되었으며, 생업은 고사하고 온종일 집에서 누워 있었으며 식사도 간신히 고개를 숙인 채로 죽 등의 유동식을 조금씩 먹고 있었다. 발병 후 체중은 8kg 정도 감량되었으며 극심한 영양불량으로 2일 1회 정도 내과에서 영양제를 맞고 있었고, 대변은 2, 3일 1회 소량씩 배변했다. 맥(脈)은 세약(細弱)하고 전신의 근육은 탄력을 잃었으며 피부색은 창백하였으나 안면은 약한 정도의 홍조를 띠고 있었다. 기저질환으로는 갑상선기능저하증으로 갑상선호르몬제제를 복약 중이었으며 10여 년 전 신우신염이 자주 발생하더니 신부전이 발생하여 좌측신장을 적출했고 그 후에 신부전은 소실되었다.

환자의 상황은 속칭 이석증으로 반고리관의 이석(otoliths)이 탈락된 양성체위성현훈으로 유추할 수 있었으나 급성기가 지난 허증(虛症)의 상황이므로 비위론(脾胃論)의 반하천마백출산(半夏天麻白朮散[1])에서 황기(黃芪)와 천마(天麻)를 18g으로 증량하고, 백회(百會), 사신총(四神總), 청궁(聽宮), 합곡(合谷), 족삼리(足三里)에 침구치료를 하였다.

치료경과

- 2006년 12월 12일: 현훈이 개선되었으며 최근 2주간 1회의 미약한 현훈만 있었다.
- 2006년 12월 30일: 아주 미약한 어지러운 기운만 있었다.
- 2007년 2월 5일: 매우 약한 현기증이 있으며 유리깨지는 소리에 골이 휭하는 느낌이 있으나 일상생활에는 전혀 지장이 없게 되었는데, 최근 10일 동안 거의 매일 폭음을 한 후에 어지럼증이 발생하려는 느낌이 나타나 현재는 금주하고 있었다.

후기 및 고찰

그 후 환자는 이런저런 문제로 내원하고 있으나 현훈증은 재발하지 않고 있다.

양성체위성현훈의 급성기는 열담(熱痰)에 해당되나 급성기의 치료(한, 양방)에도 증상의 개선이 되지 않을 경우에는 발병시기를 막론하고 만성기의 한증(寒症)에 해당된다. 급성기에는 온담탕(溫膽湯)가감을 위주로 하여 오

1 두 가지의 비슷한 처방이 있으니 비교하여 응용한다.
脾胃論, 半夏天麻白朮散; 半夏, 天麻, 白朮, 蒼朮, 黃芪, 人蔘, 澤瀉, 茯笭, 陳皮, 神曲, 麥芽, 乾薑, 黃柏
醫學心悟, 半夏白朮天麻湯; 半夏, 天麻, 白朮, 茯笭, 橘紅, 甘草

심, 구토가 심하면 반하(半夏), 복령(茯笭)을 증량하고 현훈이 극심하면 천마(天麻)를 증량하며, 두통이 극심하면 죽여(竹茹)를 가중하거나 오수유(吳茱萸)를 가미하고, 표증(表症)이 있으면 갈근탕(葛根湯)을 합방할 수도 있다. 일단 만성기로 넘어가게 되면 담궐두통(痰厥頭痛)의 반하천마백출산(半夏天麻白朮散)을 직접 사용할 수도 있고, 십전대보탕(十全大補湯), 삼령백출산(蔘笭白朮散) 등에 천마(天麻)를 가미할 수도 있으며 두통이 있으면 오수유(吳茱萸)를 가미하고 기타 부증에 따라 가감하여 처방을 운용한다. 현훈을 주소로 하는 환자에서 가장 유의할 것은 중추성 현훈, 종양성 현훈, 약물성 현훈, 신경증적 현훈 등을 우선적으로 감별해야 한다는 것이다.[2]

2 이광우 편저, 임상신경학 제4판, pp232-235, E.Public, 2006

침이 줄줄 나오는 성인

44세, 여자
진료일: 2008년 4월 3일

환자는 이전부터 조금 피곤하면 침의 양이 많아지곤 했는데 최근 과로를 한 후에는 침이 너무 많이 나와서 침을 삼키기가 힘들어지고 자주 뱉을 수 밖에 없게 되어 어느 병원으로 가야 되는지 고민하다가 내원하였다.

증상분석

환자는 조금 피곤한 것 외에는 어떤 이상도 없었으며 정기검진에서도 혈중지질이 아주 약간 상승하곤 하였을 뿐 문제가 없었다.

이 증상은 침샘의 개폐기능이 저하된 것으로 수도꼭지가 열려서 물이 새는 것과 같은 현상으로 이는 기허겸양허(氣虛兼陽虛)로 판단하고 우귀음가미방(右歸飮加味方)[1]을 처방했다.

치료경과

- 2008년 5월 3일 : 침이 넘쳐 나오지 않아 뱉지도 않게 되었으나 증상이 약간 남은 것 같다고 하여 동일한 약물을 처방했다.

1 枸杞子, 黃柏, 乾薑 各 4.5g, 生地, 山茱萸, 山藥, 蒼朮, 杜仲 各 6g, 天雄(黑附子), 牛膝, 肉桂 各 6g, 人蔘 3g

후기 및 고찰

환자의 증상은 현재까지 아무리 피곤해도 재발하지 않고 있다.

성인이 침을 흘린다면 다른 사람이 볼 때는 우습겠지만 당사자는 상당히 고통스러울 것이다.

유아기에 침을 흘리는 유연증(流涎症)은 이중탕(理中湯)계열의 보기삼습(補氣滲濕)으로 치료가 잘 되고, 치료하지 않더라도 자연적으로 증상이 소실된다. 그러나 성인에게서 나타나는 증상은 말초신경의 이상으로 나타나는 경우가 많으나 때로는 대뇌, 후환신경(recurrent pharyngeal nerve) 등의 이상으로 연하작용이 마비된 경우에도 발생한다. 때로는 각종 종양 및 종양치료, 기타 신경계 약물 등도 원인이 될 수 있으므로 감별에 각별한 주의가 필요하다.

라섹수술 후의 눈시림

42세, 남자
진료일: 2007년 10월 26일

환자는 약 2주전 안과에서 근시교정을 위해 라섹(LASEK, laser-assisted sud-epithelial keratectomy[1])수술을 한 후 갑자기 4일 동안 전신에서 발열과 함께 두통이 발생했다. 이에 안과에서 처방한 약물을 복용하고 온몸의 통증과 두통은 해소되었으나 전신에서 힘이 모두 빠진 것 같고 숨쉬기가 힘들며 머리가 흔들리고 눈에서 열이 나며 찬바람을 맞으면 눈이 시리고, 전신에서 열이 오르내리기를 반복하여 저녁 무렵이 되면 눈이 터질 것 같으며 두통과 함께 전신이 뜨거워진다고 하였다. 그 밖에 밥을 먹어도 속이 허한 느낌이 심하고 배가 고픈 것 같으면 몸이 급격하게 처진다고 하였다.

증상분석

환자의 눈에 관련된 증상은 라섹수술 후에 가장 많이 발생하는 안구건조증으로 볼 수 있었으며 기타 신체증상은 마취제 후유증 또는 불안장애에 가까울 정도의 자율신경이상으로 진단할 수 있었다. 환자의 증상은 소기침중(少氣沈重), 나언소력(懶言少力)의 기허(氣虛)의 양상에 조열(潮熱)의 소양열(少陽熱)을 겸하고 있었으므로 보중익기탕(補中益氣湯[2])에 청호(青蒿), 지모(知母), 지

1 http://en.wikipedia.org/wiki/LASEK

2 脾胃論; 黃芪 18g, 丹蔘 6g, 當歸 3g, 蒼朮 6g, 柴胡 3g, 升麻 3g, 陳皮 3g, 甘草 3g

골피(地骨皮)를 각 9g을 가하였으며 식후에도 공복감을 느끼고 조금만 배가 고프면 몸이 처지는 것은 소화선의 문제가 아닌 체내 혈당의 항상성 이상의 표현이므로 용안육(龍眼肉)을 15g 가미하여 2주분을 처방했다. 침구치료는 찬죽(攢竹), 사죽공(絲竹空) 등을 사혈하고 풍지(風池), 척택(尺澤), 양릉천(陽陵泉)에 자침했다.

치료경과

- 2007년 11월 13일 : 아직도 눈이 가끔은 욱신거리나 이전의 눈이 빠질 것 같은 통증이 아니라 약간 시린 정도의 통증으로 감약되었으며, 두통, 발열, 조열 및 전신의 탈력감, 밥을 먹어도 속이 허한 증상은 모두 소실되어 다시 동일한 처방 및 침구치료를 하고 치료를 종료했다.

후기 및 고찰

그 후 환자는 1년에 1, 2회 정도 내원하고 있으며 이전의 증상은 당시 치료 후 모두 소실되었다.

일단 결막 밑의 각막의 굴곡을 레이저로 조정하는 시술은 굴절이상으로 인한 시력이상이 있는 경우에 미용과 삶의 질을 개선시킬 수 있다는 점에서 한의학이 미치지 못한 상당한 발전이라고 할 수 있으며 한의사로서 정말 갖고 싶은 기술 중의 하나이긴 하다. 그러나 그에 따르는 부작용도 만만하지는 않다. 발생가능한 부작용은 안구건조증, 치유지연, 통증, 광선에 대한 시야이상, 근시재발, 각막혼탁, 시력의 예리함 저하, 어두운 곳에서의 시야저하, 시각에 대한 민감성 등이 있으며 그에 따른 한의학적인 치료법도 존재한다. 안구수술 후의 부작용 중에서 가장 흔한 안구건조증은 초기의 염증상황에서는 황연해독탕가미방(黃連解毒湯加味方)과 침구치료로 안정되는데 anti SS-A/Ro Ab, anti

SS-B/La Ab 등이 양성인 진성 쇼그렌증후군의 경우에는 상당한 치료기간이 필요하며 그 때 사용하는 처방에서는 삼황(三黃)을 가중하고 청허열(淸虛熱)의 청호(靑蒿), 지모(知母), 지골피(地骨皮) 또한 대량을 사용해야 천천히 개선된다. 만약 장기간의 이환으로 분비샘의 폐색이 보일 경우에는 담음위병(痰飮爲病, 寒痰 또는 熱痰), 혈고폐색(血枯閉塞) 등을 고려하며 진피(陳皮), 청피(靑皮), 조각자(皂角刺), 나복자(蘿葍子), 백개자(白芥子), 당귀(當歸), 하수오(何首烏), 토사자(兎絲子), 백질려(白蒺藜) 등의 약물을 군약(君藥)으로 사용하기도 한다. 자세한 내용은 이후에 다른 증례에서 서술하겠으며 수술 후의 부작용 중에서 치료가 가장 어려운, 수술 후 신경손상으로 인한 환통(幻痛)은 공황장애와의 감별이 필요할 정도로 상당히 까다롭다.

04 특발성 폐섬유증(Idiopathic pulmonary fibrosis)으로 고생하던 여사

66세, 여자
진료일: 2008년 9월 11일

환자는 2007년 가을 목이 답답하고 마른기침, 하얀 가래, 가슴 답답함, 극심한 피로가 지속되어 이비인후과 치료에도 증상이 개선되지 않아서 근처의 대학병원에서 진료하였으나 원인불명으로 진단되어 약물치료를 하였으나 증상이 지속되었다. 그래서 서울의 대형병원에서 진료하여 병명을 확인했으나 계속 치료를 받아도 증상이 감소하지 않았으며 금년 봄부터 가을 사이에 수차례 감기기운만 있으면 바로 폐렴으로 진행되어 입원하기를 반복해서 한방치료를 하기 위해 내원하였다.

증상분석

환자의 목이 답답하고, 마른기침을 연발하고, 가슴이 답답하고, 조금만 움직이면 숨이 차고, 선풍기바람을 쐬면 몸이 오싹해지면서 하얀 침이 나오고, 기침을 하면 하얀 가래가 나오는 증상은 폐섬유증의 전형적인 증상으로 한의학적으로는 한담(寒痰)의 폐위(肺痿)에 해당되며 이에 사간마황탕(射干麻黃湯, 麻黃9g)[1]에 인삼(人蔘) 2g, 육계(肉桂) 3g, 건강(乾薑) 3g을 가미했다. 침구치료는 환자가 두려워하여 생략하였다.

1 金匱要略, 肺痿肺脹咳嗽上氣病脈證併治第七 8條, 咳而上氣喉中水鷄響射干麻黃湯主之.

치료경과

- 2008년 10월 22일 : 기침이 거의 나오지 않고 살만하게 되었다.
- 2008년 11월 26일 : 몇 주 전부터는 기침을 전혀 하지 않으며 집 앞의 산을 올라고 숨이 차지 않게 되었다.
- 2009년 1월 12일 : 아침에 밖에 나가면 가끔 목이 싸한 느낌이 있을 때가 있다고 했다.

후기 및 고찰

환자는 그 후 계절이 바뀌어도 감기를 크게 앓지 않게 되었으며 일상생활에 전혀 지장이 없는 상태가 되었다.

특발성 폐섬유증(Idiopathic pulmonary fibrosis)[2]은 매우 드문 질환으로 증상만으로는 진단을 할 수가 없는 질병이다. 또한 간질성폐렴(usual interstitial pneumonia)과 연관되기도 한다. 위의 두 질환은 한의학적으로는 폐한(肺寒), 폐위증(肺痿症)으로 폐양허(肺陽虛), 신양허(腎陽虛)에 해당된다. 사간마황탕(射干麻黃湯)의 가감방으로 치료효과가 분명하지 않은 경우에는 사역탕(四逆湯)을 합하고 그래도 안되면 우귀음(右歸飮), 신기환(腎氣丸)으로 전환하고 마황(麻黃), 세신(細辛), 오미자(五味子), 반하(半夏), 자완(紫菀), 관동화(款冬花), 파고지(破古紙) 등을 가미하고 더 나아가 혈액 내 산소농도가 저하되면 인삼(人蔘), 녹용(鹿茸), 해마(海馬), 해룡(海龍), 합개(蛤蚧) 등을 가할 수도 있다. 침구치료는 풍지(風池), 치천혈(治喘穴)[3], 천돌(天突), 합곡(合谷), 삼음교(三陰交) 등에 침구치료를 하면 증상완화에 도움이 된다.

2 Eric B Meltzer and Paul W Noble, Idiopathic pulmonary fibrosis, Orphanet J Rare Dis. 2008; 3: 8. Published online 2008 March 26. doi: 10.1186/1750-1172-3-8.

3 전국한의과대학 침구경혈학교실 편저, 침구학, 집문당, 1994, p824

만약 완벽한 치료를 위해 섬유화된 부분을 회복시켜 CTs에서 그 개선유무를 확인하기 위해서는 상당한 치료기간이 필요할 것으로 생각되며 환자들도 장기간의 증상완화 뒤에는 치료를 지속하지 않는 경향이 있으므로 치료에 과도하게 욕심을 낼 필요는 없다. 이 질환은 눈앞의 증상을 제압하는 것만도 간단하지 않다.

사진1[4]

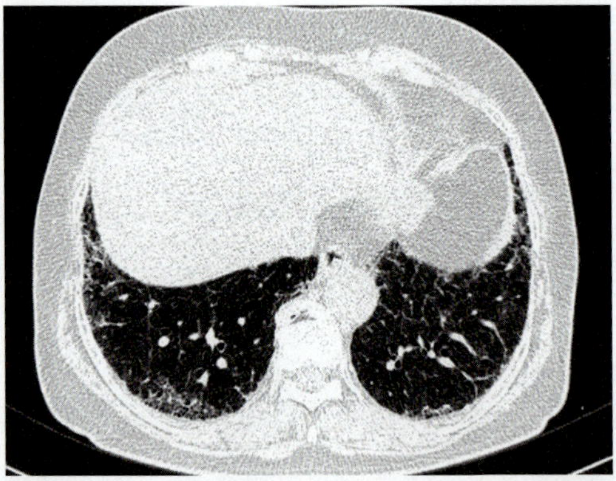

사진2

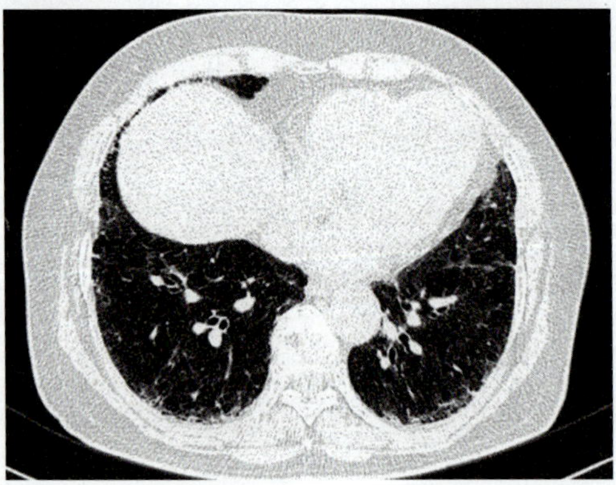

4 폐실질의 섬유화를 명확하게 확인할 수 있다.

중설(重舌, ranula, 2010 동양의학 학술대회)

이 증례는 절친한 친구인 박원장이 치료하다가 일정 정도 진전을 보인 후 증상이 진전되지 않아 필자에게 자문을 구하여 함께 치료한 증례이며 2010년 일본에서 열린 동양의학학술대회에 증례논문으로 발표되었다. 공동작업을 통해 좋은 결과를 얻을 수 있어서 더욱 의미가 있었던 증례이다.

* Category of abstract: 03(Traditional Herbal Medicine (Clinical)) /10(Others)

Ranula of an 8 year old child treated by Korean traditional medicine : a case report

Won Park[1], Juno Yang[2]

[1] Kids & Moms Oriental Medical Clinic, Suwon, Kyeonggido, Korea

[2] Kyungheekumho Oriental Medical Clinic, Suwon, Kyeonggido, Korea

Introduction : The purpose of this article is to report the treatment of a case of central swelling on the bottom of tongue. The swelling started after the patient had a case of the common cold and the patient had already had laser excision at local ENT clinic 5 times. However, the treatments were not successful. The patient's ranula was 14mm×10mm and it was soft and full of blood and fluid. The patient had no feeding obstruction but felt uncomfortable during mastication or swallowing. Therefore, we treated the ranula with a combination of Korean traditional medical methods: acupuncture and herbal medications.

Progress

- Jan 2008 : Ranula swelling began after treatment of 5 times of laser excision treatment over the following 8 months.
- **1st visit : Sept. 28, 2008: Ranula grew again at the same site after all 5 treatments.**
- Tx : cheongyeolyeum(清熱飮, Rehmanniae Radix Priparata7g, Coptidis Rhizoma3.5g, Akebiae Caulis3.5g, Glycyrrhizae Radix3.5g, Forsythiae Fructus3.5g, Nelumbo nucifera Gaertner4.2g, leaf of Phyllostachy nigra var.henonis Stapf7g, Juncus effuses L. var. decipiens Buchen1.4g, 1day dose) & pricking bloodletting method on the cyst,

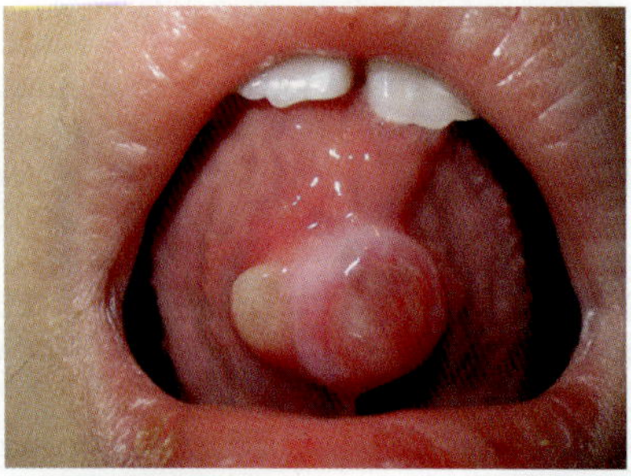

◀ Fig1. Sept. 28, 2008

- **2nd visit : Oct. 12, 2008: Cyst diminished in size to 6mm×5mm**
- Tx : the same treatment as that of the first visit.
- **3rd visit : Dec. 28, 2008: Cyst swelled to the same size after digestion problem.**
- Tx : Changed medication to cheongwisan(淸胃散, Moutan Cortex Radicis8.4g, Coptidis Rhizoma8.4g, Rehmanniae Radix Priparata5.6g, Typhae Pollen7g, Atractylodis Rhizoma5.6g, Longanae Arillus7g), no AcuTx.
- **4th visit : Jan. 12, 2009: Cyst was still the same size.**
- Tx : add ondamtang(溫膽湯) to cheongwisan(淸胃散). Citri Percarpium11.2g, Ponciri Fructus11.2g, Pinelliae Tuber5.6g, Poria5.6g, Moutan Cortex Radicis4.2g, Coptidis Rhizoma4.2g, Rehmanniae Radix Priparata4.2g, Bambusae Caulis in Taeniam2.8g, Typhae Pollen2.4g, Glycyrrhizae Radix1.4g
- **5th visit : Jan 28, 2009: Cyst started becoming smaller. 9mm×7mm.**
- Tx : Same as the Jan. 12, 2009 visit.
- **6th visit : Mar 25, 2009: Shape of the cyst changed.**
- Tx : Same as Jan. 12, 2009 visit.

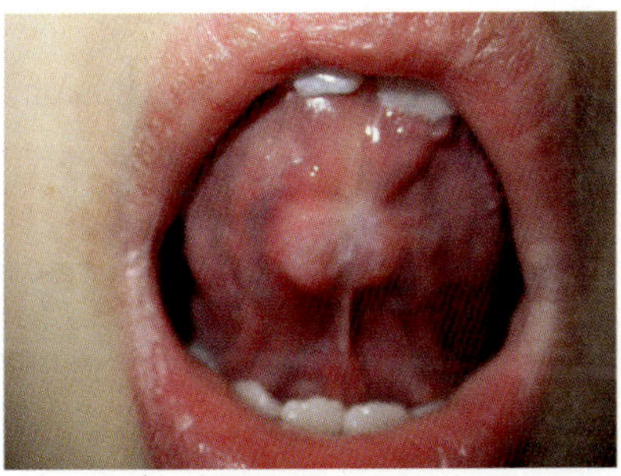

◀ Fig2. Mar 25. 2009

- **7th visit: May 16, 2009: Left part of the cyst shrunk.**
- Tx: Same as Jan 12, 2009 visit.

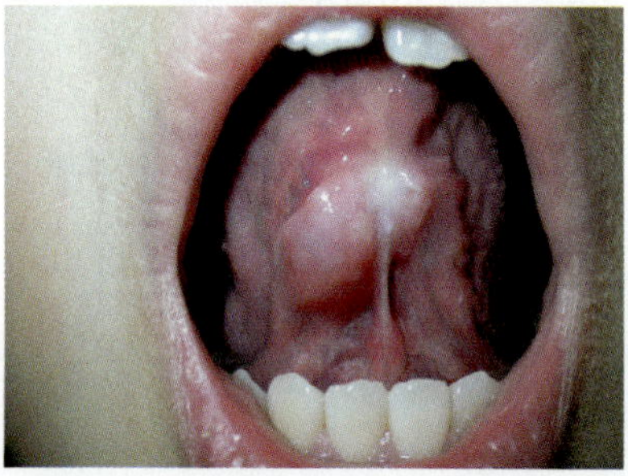

◀ Fig3. May 16, 2009

- **8th visit: May 30, 2009: Last treatment.**

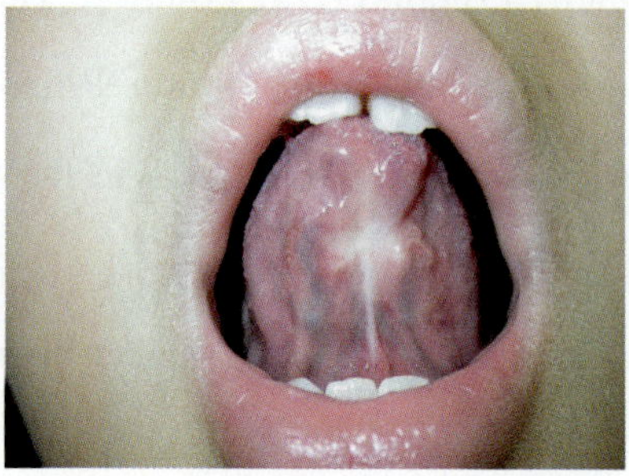

◀ Fig4. May 30, 2009

Discussion

Usually the treatment of the ranula dictates surgical excision; however, in this case, that method was not effective. Now we report it was solved by internal traditional herbal medication rather than by surgical method. After about 5 months treatment, the ranula of the patient disappeared and still(Nov. 2009) there has been no report of a recurrence. In conclusion, long-term follow-up studies and other cases are needed to further investigate the mechanism of herbal medication for treatment of the Ranula.

06

급성 A형 간염 후의 극심한 소화장애 및 극도의 피로

32세, 여자

진료일: 2009년 11월 2일

환자는 금년 6월 중순에 급성 A형 간염으로 약 3주간 종합병원에 입원하였으며 당시 2천을 넘어가던 AST, ALT는 천천히 하강하여 퇴원했다. 그런데 그 후부터 계속 소화가 안되고 위가 아파서 내시경검사를 하니 위궤양으로 인한 출혈이 확인되었다. 그래서 내과의 약물을 복용했는데 복용 후 소량의 자궁출혈이 지속되어 환자 스스로 몸이 약해서 자궁에서 피가 나오는가 보다 생각하고 출혈이 멈추면 보약을 먹어야겠다고 생각하고 있었는데 이 출혈이 멈추지 않아 부인과에서 검사를 받으니 prolactin[1]이 299로 상승되어 있어서 약물을 중단하니 1주일 후에 prolactin이 정상수준으로 하강하였다. 그 후에도 소화장애가 계속되어 내과의 약물을 복용했지만 증상이 개선되지 않아 다시 위내시경검사를 했으나 이전의 궤양출혈은 없었고 췌장, 간담도 검사에서도 아무런 이상을 발견할 수 없었다. 그 후에도 지속적으로 내과약을 복약하였지만 증상이 개선되지 않아 한의원에서 침구치료를 2주 정도 받았으나 개선되지 않아 본원에 내원하게 되었다.

1 정상수치는 각 period마다 다르니 임상병리학을 참고하기 바란다.

증상분석

환자의 증상은 음식에 관계없이 어떤 음식을 먹어도 소화가 되지 않는다는 느낌이었고 저녁이 되면 증상은 더욱 심해졌으며 심하부를 압박하니 미약한 통증이 나타났고 대변은 1일 1회 정상적으로 보고 있었다. 그 밖에 너무너무 힘이 없고 몸이 축축 늘어지며 손발이 이전부터 차갑긴 했지만 더욱 차가워졌고 가슴이 답답하고 소화가 안되어 잠을 잘 못자고 있다고 하였다. 맥세삽(脈細澁), 설질윤(舌質潤)하였다. 최근의 혈액검사에서는 AST, ALT, T/D bili 등이 모두 정상이었다. 이에 위기상역(胃氣上逆)으로 판단하여 반하후박탕가미방(半夏厚朴湯加味方)[2]을 처방하고 풍지(風池), 척택(尺澤), 양릉천(陽陵泉), 내관(內關)에 침구치료를 병행했다.

치료경과

- 2009년 11월 16일 : 복약 후 속도 편하고 잠도 잘 잤으며 손발의 차가움도 많이 개선되었다.
- 2010년 3월 3일 : 수일 전에 계단에서 오른쪽 발목을 다쳐서 내원하였으며 이전의 소화장애는 없다고 하였다.

후기 및 고찰

이 환자의 증례는 맨 처음의 A형 간염 후에도 소화장애가 지속되었는데 이는 바이러스의 외감(外感)이 아직 완벽하게 제어되지 않아 위출혈을 일으킨 것으로 내과의는 정신과적 증상으로 판단하여 SSRI(selective serotonin

2 法半夏 9g, 厚朴 6g, 茯笭 6g, 紫蘇葉 4g, 甘草 9g, 大棗 15g, 代磁石 9g, 黃芩 12g : 半夏厚朴湯에 甘麥大棗湯의 의미를 加入하고 建瓴湯의 의미로 强逆止痙의 효능을 강화하고 혹시나 있을지 모르는 餘熱未盡에 黃芩으로 대처하였다.

reuptake inhibitor)계열의 약물을 사용하여 뇌하수체를 흥분시켜 prolactin의 과도한 분비를 야기하였으며 그 후에도 지속된 소화장애에 다른 종류의 말초성 소화장애 개선제를 투여하여 증상의 개선이 이뤄지지 않았다.

이렇게 증상이 개선되지 않고 수개월 지속되면 초기 외감(外感)의 상황에서 장조증(臟躁證)으로 전변되는 경우가 많다.

일반적으로 이런 환자에 속칭 보약(補藥)이라는 것을 사용하겠지만, 피로와 피곤이 심하다고 보약을 떠올리는 것은 지양해야 한다. 숨어 있는 염증(蘊毒)으로 인한 피로에는 보약(補藥)이 독약(毒藥)이 되는 경우도 있으니 유의해야 한다.

중년의 당뇨병

07

45세, 남자
진료일: 2009년 9월 8일

환자는 최근 수개월간 사업변경 때문에 스트레스를 많이 받은 후 갑자기 체중이 감소하기 시작해서 혈당검사를 하니 공복시 혈당이 360이상이 되어 깜짝 놀라서 전화로 한방치료의 여부를 문의하고 내원하였다.

환자가 내과에서 측정한 결과는 식후 2시간 366, 식전 240으로 상당히 높은 수치를 보이고 있었다. 이 밖에 소갈(消渴)의 증상은 없었으며 대소변 및 수면도 정상적이었으며 맥(脈)은 긴삽(緊澁)했다. 급격한 혈당의 상승과 체중의 감소, 이 두 가지 증상으로 보아 당뇨병이 분명했으나 때로 중노년 층에서 이런 증상이 나타나면 췌장, 담도, 간, 비뇨기 등의 문제를 고려해야 하므로 복진 및 기타 문진을 했으나 발병 후에 얼굴에 기름이 많아지고 입냄새가 심해진 것을 제외하고는 특이증상은 없었다.

환자가 발병 전 급격한 스트레스를 받았다는 점에 주목하여 간양상항(肝陽上亢)의 건령탕(建瓴湯)[1]에 상백피(桑白皮)15g, 황금(黃芩)15g을 가미했다. 생석고(生石膏)를 가미할 수도 있으나 일단 전방(前方)으로 나가보고 호전되지 안되면 가미하기로 했다.

1 建瓴湯, 醫學衷中參西錄, 山藥 15g, 牛膝 15g, 生磁石 12g, 生龍骨 9g, 生牡蠣 9g, 生地黃 9g, 赤芍藥 6g, 柏子仁 6g

치료경과

- 2009년 10월 26일 : 공복시 혈당이 130~150정도로 안정화되기 시작했다.
- 2009년 11월 23일 : 10월 26일 이후부터 약을 아침과 저녁 2회만 복약하고 있으며 공복시 혈당이 120~130, 식후 2시간 혈당이 160~170 정도로 안정되었다.
- 209년 12월 24일 : 혈당이 더 이상 하강하지는 않으나 얼굴의 개기름이 사라지고, 이전에는 조금만 달리기를 해도 다리에서 쥐가 났으나 현재는 문제가 없었다. 혈당이 더 이상 하강하지 않고 구취가 있었으므로 생석고(生石膏)18g을 가미하였다.
- 2010년 2월 2일 : 혈당이 공복시에 100정도가 되었으며 식후 1시간에 160~170 정도의 수치를 보이고 있어서 일단 치료를 종료하기로 하고 감기, 과음, 과식, 수면에 주의할 것을 당부하고 치료를 종료했다.

후기 및 고찰

이후에 환자의 당뇨병은 현재까지 재발하지 않고 있다.

흔히 당뇨병과 소갈(消渴)을 동일한 단어로 생각하는 경우가 있는데 여기에서 구분을 해야 할 것 같다. 크게 보면 당뇨병은 소갈증(消渴症)을 유발할 수 있는 많은 질병들 중의 하나이다. 소갈증(消渴症)은 각종 열성병, 고열, 토사, 오래된 해수 등으로 소모되고(消) 고갈되어(渴) 발생한 식다이수(食多而瘦), 음다이뇨소(飮多而尿少), 음일수이(陰一溲二), 식다이대변비(食多而大便秘), 구건이음부지갈(口乾而飮不止渴) 등의 증상이다. 예를 들어 갑상선질환의 식다이수(食多而瘦)도 소갈증(消渴症)의 한 부분에 속한다. 고대(古代)의 소갈증(消渴症)의 가장 큰 원인은 당시에는 현재와 같은 정맥을 통한 수액방법이 없었던 것을 생각할 수 있다. 그리고 지금처럼 채소와 과일을 구하기도 쉽지 않았기 때문에 열성병이나 감염으로 체액이 과도하게 소모되면 소갈증(消渴症)이 될 수밖에 없었다. 이 밖에도 에디슨씨병, 신부전의 초기, 흉강적수(胸腔積水)의 대상기, 결핵 등에서도 소갈증이 나타날 수 있다. 그러므로 한의사는 소갈과 당뇨병을 혼동하지 않도록 세심하게 살펴야 한다.

당뇨병의 원인에 대해서는 여러 학설이 있으나 대체적으로 정리하면 다음과 같으며 자세한 내용은 이후에 췌술하기로 한다.

1. 바이러스: 콕사키바이러스가 원인이 될 수 있다는 것은 해리슨내과학에 이미 언급되어 있다. 이 유형는 외감(外感)의 표증(表症) 및 리증(裏症), 즉 상한론(傷寒論)의 모든 처방이 증상에 따라 사용될 수 있다. 특히 사심탕류(瀉心湯類)에 근접한다.
2. 췌장의 이상
3. 오장, 육부, 근육, 혈관, 신경, 골수 등의 질환도 모두 혈당을 상승시킬 수 있다.
4. 간당원분해의 과잉
5. 근당원분해의 과잉
6. 혈관순환장애
7. 장관의 흡수이상
8. 신장의 질환
9. 뇌질환

이상이 필자가 현재까지 연구한 부분으로 각종 질환 모두 당뇨를 야기할 수 있다. 하지만 아직 연구가 많이 부족하며 자세한 내용은 이후의 증례에서 다루겠다.

한방 임상이야기

08

골프 후 발생한 옆구리통증

47세, 남자

진료일: 2008년 5월 3일

환자는 2주전 골프를 친 후 오른쪽 등(膈兪, 督兪, T6-8 옆의 혈위(穴位))에서 통증이 나타난 후 점점 우측 늑골쪽으로 증상이 진행되어 몸을 돌리거나 기침을 하면 통증이 심해져 정형외과에서 약물 및 물리치료를 하였으나 호전되지 않고 점점 통증이 심해져 신경통증클리닉에서 등에 주사를 맞았으나 진통효과가 1일만 유지되어 한방치료로 전환하여 내원하였다.

증상분석

환자는 우측 독수(督兪) 및 격수(膈兪), 지양혈(至陽穴, 제7흉추 가시돌기하)에 강한 압통을 호소했으며 하나의 동작을 유지했다가 몸을 돌리거나 기침을 하거나 허리를 구부리거나 숨을 잘못 쉬게 되면 극심한 통증이 나타났다. 특히 지양혈(至陽穴)부분의 촉진시에는 부종이 느껴졌는데 환자의 말로는 통증클리닉의 주사치료 후 부어올랐다고 했다.

이 증상은 한의학의 흉륵만창(胸肋滿脹)에 해당되는 것으로 소시호탕(小柴胡湯)으로 처리하기에는이미 시일이 경과하여, 가끔씩 그냥 기침이 나오는 횡격막 및 늑간근의 경련으로 인한 횡격막 상하의 수분대류이상의 오령산증(五

苓散症)을 겸하고 있어 두 처방을 합방한 시령탕(柴苓湯)[1]에 활혈지통(活血止痛)의 현호색(玄胡索) 9g을 가미하고 침구치료로는 격수(膈兪)를 사혈하고 풍지(風池), 척택(尺澤), 합곡(合谷)에 침구치료를 했다.

치료경과

- 2008년 5월 9일 : 환자의 통증이 개선되어 치료를 종료하였으며 이후에는 운동을 하기 전에 반드시 준비운동을 하고 운동을 하도록 권고했다.
- 2008년 7월 4일 : 최근 시간이 없어서 준비운동을 하지 않고 하루에 골프를 2게임이나 친 후 다시 우측의 등이 아프려고 해서 내원하였으며 이에 동일한 약물과 침구치료를 했다.

후기 및 고찰

그 후 환자의 증상은 재발하지 않고 있다.

이 증례의 우측 협륵통은 흉추에서 배부로 나오는 신경근이 근육, 인대의 손상으로 인해 압박되는 것으로 유추할 수 있다. 시령탕(柴苓湯)은 이와 유사한 외과적인 증상에 상당한 치료효과를 보이며 확장하여 응용하게 되면 간염, 간경화, 담낭염, 담관질환, 늑막염, 늑간신경통, 장염 등에도 사용할 수 있다. 그러나 각각의 병증에 그대로 응용하는 것이 아니라 첨삭, 증감이 필요하며 처방의 인삼(人蔘)은 상황에 따라 현삼(玄蔘), 단삼(丹蔘), 당삼(黨參) 등으로 호환해야 한다. 이 증례에서 가미한 현호색(玄胡索)은 활혈화어(活血化瘀)약물로 진통, 진경, 관상동맥혈류량 증가, 위궤양억제 등의 우수한 임상효능을 보이며

1 世醫得效方, 小柴胡湯에 五苓散을 합방하여 小柴胡湯의 적응증에 口渴, 尿量減少, 嘔吐或下痢, 浮腫 등의 水濕症候를 겸하는 것, 舌苔白膩, 脈弦滑// 李尙仁鑑修, 天眞處方解說, pp247-262, 成輔社, 서울, 1987

더욱이 상용약량의 150배를 사용해도 부작용이 적을 정도의 안정성이 있으나 가끔 졸음, 어지러움, 피로 등의 중추억제작용을 보인다. 그러나 이 증상은 감수성의 차이 및 기저질환차이에 의해 나타나는 것으로 임상의 상용량에서는 전혀 부작용이 없다.[2]

2 김호철, 韓藥藥理學, pp324-326, 집문당, 서울, 2004

팔꿈치를 만질 수도 없는 테니스엘보

47세, 여자
진료일: 2012년 2월 20일

환자는 6개월 전 아무 이유 없이 오른쪽 바깥쪽 팔꿈치가 아프기 시작했으며 이에 정형외과에서 물리치료와 소염진통제를 복약하였으나 증상이 개선되지 않아 2주 간격으로 관절주사를 3회 맞았는데도 호전되지 않았다. 그래서 프롤로요법(prolo therapy)를 2회 했으나 증상은 개선되지 않고 팔꿈치를 구부릴 수도 없이 증상이 심해져서 한방치료(침구, 봉침요법, 약물)을 정형외과 치료와 병행했으나 이제는 숟가락도 못들 정도로 증상이 심해져서 친구의 소개로 내원하였다.

증상분석

환자의 증상은 매우 심각하여 팔꿈치관절의 굴곡과 신전시 극심한 통증이 있었으며 팔꿈치 외측관절의 요골-척골 근위 연접부(관절강부위)는 조금만 만져도 통증이 심하며 열감을 느낄 수 있었다. 이 정도로 심한 테니스엘보는 때로는 수술로 염증을 제거해야 할 필요가 있어 대학병원의 진료를 우선 권고했으나 이미 수술을 하자는 대학병원 의사의 말을 듣고 내원했으니 일단 한방치료가 효과가 없으면 수술을 하겠다고 했다. 기타 7년 전에 갑자기 목에 임파종이 발생하여 임파선과 갑상선을 제거하였으며 현재 씬지로이드를 복약하고 있었다. 특이할 만한 사항은 없었으며 맥(脈)은 긴삽(緊澁)했다.

이에 황연해독탕가미방(黃連解毒湯加味方)[1]을 처방하고 소상(少商), 관충(關衝), 소택(少澤)을 사혈하고 수삼리(手三里), 비노(臂臑), 풍지(風池)에 침구치료를 했다.

치료경과

- 2012년 3월 5일 : 오른쪽 팔꿈치의 부종과 통증이 개선되었다. 복약 초기에는 하루에 2, 3 정도로 자주 배변했다.
- 2012년 3월 19일 : 팔꿈치의 통증이 개선되어 컴퓨터 사용시에 크게 통증은 없었으나 가끔 쿡쿡거리는 통증이 있었다.
- 2012년 4월 19일 : 이제는 일상생활에서 전혀 통증을 느낄 수 없었으나 칼질을 하면 어쩌다가 한 번씩 찌릿하는 느낌이 나타난다고 했다. 이 정도의 통증은 천천히 운동(주관절 신전운동)을 하면 개선될 것으로 판단하고 치료를 종료했다.

후기 및 고찰

이후 환자는 오른쪽 팔꿈치의 통증은 신경쓰지 않아도 될 정도가 되어 열심히 컴퓨터작업을 하고 있는데 6월 중순 마사지를 받은 후 갑자기 왼쪽 어깨의 통증(雲門穴 外側 2寸處)이 발생하여 내원했다. 당시까지 오른쪽 팔꿈치는 문제가 없었으며 현재도 문제없다.

팔꿈치관절의 내과, 외과의 염증은 골프엘보, 테니스엘보 등으로 불리지만 일단 발병하게 되면 상당히 고생하는 질환이다. 한의학적으로는 해당 경락의 한비(寒痺)가 많으나 이번 증례처럼 열통(熱痛)도 적지 않다. 아무리 소염제,

1 黃芩9, 黃連9, 黃柏9, 青蒿15, 紫草9, 續斷6, 骨碎補6, 蒼朮6, 茯笭6, 澤瀉6, 桑白皮9, 甘草6+活絡丹3丸(1일3회)

스테로이드를 사용했어도 열증(熱症)에서 한증(寒症)으로 전화되지 않는 경우도 있고 발병 초기부터 한증인 경우도 있다. 이 구분은 관절의 동작, 국소부위의 열감 및 부종 등으로 어렵지 않게 판단할 수 있다. 극열성기(極熱性期)에는 증례에 나온 치료방법 외에 폐수(肺兪), 견정(肩井), 천종(天宗) 등의 사혈(瀉血)을 추가할 수도 있다. 처방으로는 한비(寒痺)에 해당되는 경우에는 귀기건중탕(歸芪建中湯), 황기건중탕(黃芪建中湯), 견비탕(蠲痺湯) 등의 황기(黃芪)가 함유된 처방을 사용하고 때에 따라 사역탕(四逆湯)과 활락단(活絡丹-제조법은 1권에 기재되어 있다)을 추가하기도 한다. 열통(熱痛)에는 황연해독탕(黃連解毒湯; 梔子는 이 때에는 잘 사용하지 않는데 다음 기회에 증례를 통해 설명하겠다)의 성분이 함유된 각종 처방에 오령산(五苓散)의 성분을 가미하고 인경(引經)으로 상백피(桑白皮)를 가미하여 사용하며 활락단(活絡丹)을 추가한다.

극심한 열증(熱症)에서의 관절강내 자침은 자칫 위험할 수 있으니 신중하게 시행하는 것이 좋다.

10

관절주사로 악화된 무릎관절염

64세, 여자
진료일: 2008년 10월 23일

환자는 2008년 10월 6일 빨래를 하다가 일어나는데 갑자기 오른쪽 무릎에서 극심한 통증이 발생하여 발을 땅이 디딜 수가 없게 되어 모 정형외과 입원 후 관절 내에 주사치료를 한 후 더욱 악화되었다. 통증은 주야간, 안정, 동작시 모두 극심하였으며 스스로 무릎을 움직일 수가 없었으며 운동범위를 확인하려고 살짝 움직였으나 통증이 극심하였다. 해당부위는 많이 부어있지는 않았으나 열감을 느낄 수가 있었다. 환자는 대학병원에서 수술권유를 받은 상황에서 내원했다.

증상분석

환자는 10월 6일 통증발생하여 정형외과 입원 후 주사를 맞고 나서 통증이 악화된 직후 MRI영상에서 관절의 이상이 확인되어 다시 퇴원하여 2곳의 대형병원에서 수술권유 받았으나 환자는 수술을 원하지 않았으며 오른쪽 무릎에 보조기를 차고 있었다. 무릎의 통증양상은 환자의 말에 의하면 안에서 썩는 것처럼 후끈후끈하고 때로는 칼로 찌르는 것 같다고 하였다.

환부에서는 열감이 있었으며 다른 증상은 없었다. 평소에 갑상선항진증으로 안티로이드(propylthiouracil)를 복용하고 있었으며 젊어서부터 요통이 있어서 가끔 왼쪽의 다리가 저린다고 했다.

이에 외상으로 인한 습열(濕熱)의 슬안풍(膝眼風)으로 진단하여 삼묘산가미방(三妙散加味方)[1]과 활락단(活絡丹)[2]을 처방하고 양구(梁丘), 혈해(血海), 은백(隱白)을 사혈(瀉血)하고 음양릉천(陰陽陵泉), 삼음교(三陰交), 태충(太衝), 족임읍(足臨泣)에 침구치료를 하였다.

치료경과

- 2008년 11월 17일 : 보조기 없이 혼자 걸을 수 있을 정도가 되었다.
- 2008년 12월 29일 : 걷고 계단을 오르내리는 것은 문제가 없으나 쪼그려 앉기는 아직 힘들다고 하였다.

후기 및 고찰

그 후 2009년 1월 23일까지 치료를 했으며 2009년 3월 2일에 다시 내원했는데 가끔 통증만 있으며 일상생활에는 전혀 문제가 없으나 대학병원의 정기검진(이곳에서 처방한 약은 복용하지 않았다)에서 주치의는 자꾸 수술을 하자고 해서 머리가 아프다고 하였다. 현재까지 수술하지 않고 잘 살고 있다.

갑자기 발생하는 극심한 무릎관절의 통증은 연골이나 인대, 활막의 부정교합, 부분파열을 의심할 수 있다. 초기에는 절대적인 안정과 청열해독(清熱解毒) 및 사혈(瀉血)의 치법(治法)을 사용하고(예: 黃連解毒湯合四苓散加牛膝, 續斷 等) 그 후에는 자음청열(滋陰清熱: 知柏地黃湯 等), 보신음(補腎陰: 左歸丸 等), 보신양(補腎陽: 右歸, 腎氣 等)의 단계로 치료법을 수정해 나가야 한다.

종열(腫熱) 및 분명한 연골파열이 없는 경우에는 슬관절의 휴식과 청열해독

---

1 三妙散加味方; 蒼朮 12g, 黃柏 12g, 牛膝 12g, 續斷 9g, 茯笭 9g, 澤瀉 9g, 甘草 3g
*二妙散(蒼朮, 黃柏; 丹溪心法), 三妙散(蒼朮, 黃柏, 牛膝; 醫學正傳), 四妙散(蒼朮, 黃柏, 牛膝, 薏苡仁; 傅青主女科), 加味二妙丸(蒼朮, 黃柏, 牛膝, 當歸, 萆薢, 防己, 龜板; 景岳全書)

2 製法은 1권 참조

(淸熱解毒)의 방법으로 상당히 빠른 시일 내에 호전될 수 있다.

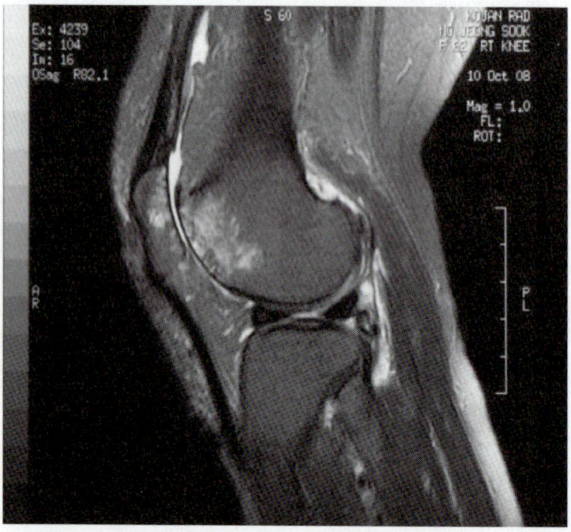

▲ 슬관절 주변의 여러 부위에서 퇴행성변화가 보이며 슬개골 하방의 관절주사 주입부인 대퇴골하단 골두의 전면에 혈액순환장애부위가 보이고 있다.

섬유근통

11

72세, 여자
진료일: 2010년 12월 1일

환자는 2년 전 아무 이유도 없이 갑자기 온몸이 여기저기 쑤시더니 그 강도(强度)가 심해지면서 손목, 발목도 아프고 소화도 잘 안되어 신경성이라고 생각하고 견뎠다. 그러나 날이 갈수록 정도가 심해지면서 밤에는 등이 여기저기 조여서 잠도 잘 못 자고, 낮에는 피부에 물건이 닿으면 통증이 심하고, 피부가 어딘가에 눌리기만 해도 아프고, 전신의 관절이 아파서 정형외과의 치료를 받았으나 약물복약 후 전신의 부종이 심하게 발생하여 치료를 중단하였다. 그 후 대학병원에서 검진을 받아 섬유근육통으로 진단되었으며 항우울증약, 진통제로 통증이 제어되지 않아 다시 통증클리닉에서 약 20회에 걸쳐 통증이 있는 근육들에 수십 군데씩 주사를 맞았으나 효과가 없어서 현재는 진통제만을 복용하고 있었으며 몇몇 한의원에서 침구 및 약물치료를 했으나 소용이 없었다. 그래서 지인의 소개로 한 번 더 한방치료를 해 보고자 내원하였다.

증상분석

환자의 증상은 피부에 물체가 닿기만 해도 호소하는 통증, 야간에 극심해지는 등의 통증, 전신 관절의 통증(부종과 열감은 없었다) 등이었으며 조금만 근육을 사용해도 통증과 함께 피로감이 심하게 나타났다. 그러나 염증을 의심할 수 있는 피부의 열감, ESR, CRP, CK 등은 정상소견을 보였다. 이에 한의학적으로 한비(寒痺)로 판단하고 귀기건중탕가감방(歸芪建中湯加減方)[1]을 처방하고 침구치료는 환자가 이미 상당기간의 침구치료 후에도 개선되지 않아 권유하지 않았다.

치료경과

- 2010년 12월 24일 : 복약 후 2일에 1회 정도 진통제를 먹을 정도까지 개선되었다. 그러나 아직 한어(寒瘀)가 완벽하게 뚫리지 않았으므로 천웅(天雄)을 10g으로 증량했다.
- 2011년 4월 4일 : 환자는 관절염으로 고생하는 친구를 소개하였으며 자신은 아주 잘 지내고 있으니 친구나 잘 고쳐달라고 했다.

후기 및 고찰

섬유근육통(fibromyalgia)의 증상은 여러 가지로 나타날 수 있지만 쉽게 말하면 노인의 전신근육통이 대표적이고 증상을 나열하면 만성적인 여러 부위의 근육통증, 만지거나 누르면 아픈 통증, 근육떨림, 근육경련, 사지의 위약감, 신경통, 근육꼬임, 위장장애, 두통, 만성적인 수면이상 등으로 크게 자율신경증상과 근육신경의 통증으로 나눌 수 있다. 이런 증상을 보일 수 있는 질환은 매우 많으므로 이 질환의 원인은 명확하지 않으며 스트레스, 도파민이상, 세로토닌이상, 성장호르몬이상, 심리적인 이상, 외상, 심지어는 장의 박테리아에 대한 비정상적 면역반응 등등으로 가설은 수없이 많다.

그러나 결론적으로 보면 자율신경이상과 근육의 통증으로 볼 수 있으며 이는 어느 것이 더 강한가에 따라 치료가 조금 달라진다. 예를 들어 도파민 우위

1 黃芪 24g, 當歸 3g, 乾薑 9g, 天雄 8g, 肉桂 9g, 黃芩 6g, 蒼朮 6g, 甘草 6g, 大棗 5枚

의 열증기체(熱症氣滯)가 있고, 세로토닌 저하의 한증기체(寒症氣滯) 등으로 나눠서 분석, 치료할 수 있다. 섬유근육통은 난치의 병으로 보고 있지만 인내할 수 있을 정도로 개선될 수 있으면 그 병은 불치병이 아니다.

그러므로 처방은 한증기체(寒症氣滯)에는 귀기건중탕(歸芪建中湯), 십전대보탕(十全大補湯), 당귀보혈탕(當歸補血湯), 사역탕(四逆湯), 견비탕(蠲痺湯), 감맥대조탕(甘麥大棗湯) 등을 가감하여 사용할 수 있고, 열증기체(熱症氣滯)에는 시호가용모탕가황기(柴胡加龍牡湯加黃芪), 억간산가황기(抑肝散加黃芪), 억간산합황연해독탕(抑肝散合黃連解毒湯), 가미소요산(加味逍遙散) 등을 적절하게 사용할 수 있다. 감별에 주의해야 하는 질환으로는 SLE, 류마티스, 우울증 및 기타 자가면역 및 신경질환 등에서도 비슷한 섬유근육통이 나타날 수도 있으니 주의 깊게 질환을 관찰해야 하고 혈액검사에서 ESR, CRP, CK, RA, FANA, 각종 antibody의 유무 등을 우선적으로 검사해야 한다.

12

10개월 여 전 발생한 만성 설사

29세, 남자
진료일: 2009년 8월 25일

환자는 약 10개월 전 갑자기 복통이 시작되어 1일 3~5회 정도의 물 같은 설사와 콧물 같은 설사가 나오기 시작해서 내과약을 복약했는데 처음에는 증상이 개선되는 듯하다가 2, 3개월이 지나면서는 전혀 효과가 없어서 여러 내과를 전전하였으나 개선되지 않아 본원에 내원하였다.

증상분석

환자는 182cm, 82kg정도의 건장한 남자로 이전까지 어떤 병도 없이 잘 살고 있었으나 최근 2년간 원거리출근을 한 후 피로를 느끼기 시작했고 10개월 전부터는 복통과 설사가 시작되었다. 설사의 양상은 물처럼, 콧물처럼, 물과 콧물이 섞인 것처럼, 그냥 묽은 변이 힘없이 나왔으며 1일 3~5회 정도의 횟수로, 설사가 나오기 전에는 배가 살살 아프고 그 후에 찌르는 것 같은 통증으로 변하고 그 후 화장실에 가게 되곤 했다. 장기간의 설사에도 환자의 체력은 양호했으며 식욕, 수면에는 전혀 이상이 없었다. 설질(舌質)은 반대치은무태(胖大齒齗無苔), 맥(脈)은 긴삽(緊澁)하여 수분대사의 이상이 있음을 유추할 수 있었다. 가족력으로는 모친이 궤양성대장염으로 상당기간 고생하고 있었다.

이에 각종 사심탕(瀉心湯), 갈근금연탕(葛根芩連湯) 등의 삼황제(三黃劑)를 우선적으로 고려했으나 각종 소염효능의 내과약이 무효했던 것을 참고하여 분리수도(分利水道)의 오령산(五苓散)에 코 같은 점액변을 고려하여 지유(地榆), 괴화(槐花), 방풍(防風), 백지(白芷), 황금(黃芩)을 각 6g씩 가미하고 장연축의 복통에 우선적으로 작약(芍藥)을 생각했지만 현재 장내의 열증(熱症)으로 인한 경련으로 판단하여 현호색(玄胡索) 9g으로 그 의미를 대신했다.

치료경과

- 2009년 9월 9일 : 복통이 개선되었으며 설사는 이전처럼 묽거나 콧물처럼 나오지 않으나 단단하지는 않는다고 했다. 동일한 처방을 사용했다.
- 2009년 9월 24일 : 설사가 전혀 없으며 1일 1회 정도의 정상적인 대변이 나오기 시작했으나 신경을 쓰면 배가 싸하게 아프기는 한다고 했다. 이에 감초(甘草)를 9g으로 증량했다.
- 2009년 12월 31일 : 환자는 모친의 요통으로 함께 내원했으며 현재 설사 및 복통은 전혀 느낄 수 없다고 했다.

후기 및 고찰

만성적인 설사는 각종 원인에 의한 비위(脾胃)의 기능실조가 많으며 비위(脾胃)에 관련된 보화환(保和丸), 지출환(枳朮丸), 사심탕(瀉心湯) 등에서 삼령백출산(蔘笭白朮散), 이중탕(理中湯), 위풍탕(胃風湯), 사신환(四神丸) 등으로 이어지는 일련의 처방에서 선방(選方)할 수가 있다.

이 환자의 경우에는 각종 항염증, 정장작용의 서양약물에 대해 반응하지 않던 경우로 분리수도(分利水道)[1]의 오령산(五苓散)을 주방으로 하여 치유되었

1 傷寒論 辨太陽病脈證并治 第100條; 傷寒, 服湯藥, 下利不止, 心下痞鞕, 服瀉心湯已, 服以他藥下之, 利不止, 醫以理中與之, 利益甚. 理中者, 理中焦, 此利在下焦, 赤石脂禹餘糧湯主之. 復利不止者, 當利其小便.

다. 즉 이 환자의 치료에 서양의학적으로 할 수 있었던 부분은 적석지우여량탕(赤石脂禹餘糧湯)의 단계에서 머문 것이다. 상한론(傷寒論)의 이 조문(太陽病 100條)은 비록 고대의 조문이지만 현대의학의 범람으로 혼동되고 있는 치료의 기준을 다시 한 번 생각하게 하는 대단한 문장이다. 오령산(五苓散)은 서양의학의 이뇨제와는 전혀 다른 의미를 갖고 있으며 세포삼출 및 수분흡수의 조정과 이뇨작용은 다를 수 밖에 없다.

이 환자의 설사가 초기 궤양성대장염일 가능성도 없지는 않다.

급성 숙시(宿屎)

13

1974년생, 여자
진료일: 2012년 6월 1일

환자는 약 10일 전부터 속이 좋지 않고 토할 것 같다가 일주일 전부터 갑자기 변비가 생기더니 4일 전인 5월 28일 저녁 갑자기 극심한 복통, 복창만과 함께 구토를 2회하여 급히 대학병원 응급실로 갔다. 당시 의사는 장폐색이라고 진단하고 관장을 시킨 후에 퇴원하도록 했다. 그러나 다음날 다시 복통, 복만이 심하여 응급실에서 재차 관장을 하고 약물을 복약했으나 통증이 지속되어 본원에 내원했다.

증상분석

환자의 증상은 복만, 복통, 미약한 오심이 있었으며 3일 전 마지막 관장 후 아직 배변을 못하고 있었다. 방사선사진에서는 폐색은 보이지 않았으나 장내의 분변이 상당량이 있었다(사진참조). 이에 장율동저하로 인한 급성 변비로 판단하고 도인승기탕가미방(桃仁承氣湯加味方[1])을 처방했다.

치료경과

- 2012년 6월 2일 : 어제 복약 후 저녁에 황색의 수양변(水樣便)을 3회 배변

1 桃仁 6g, 大黃 15g, 肉桂 2g, 芒硝 9g, 半夏 9g, 甘草 6g

했으나 복만감은 여전했다. 처방에 황금(黃芩) 15g을 가미했다.

- 2012년 6월 4일 : 환자는 2일 전부터 배변시 약간씩 혈흔이 묻어 나오더니 어제(일요일) 오후에만 6회의 배변이 있었으며, 처음 3회는 생리혈과 같은 양상으로 상당량의 혈변이 있었으며 4회 째 부터는 팥죽같은 점액변을 본 후에 복통이 상당히 개선되었다. 오늘은 오전에 2회의 배변이 있었으며 황색의 변이었으나 화장지에 묻어나올 정도로 소량의 출혈이 있었다. 미약한 현훈이 시작되었고, 복부의 통증은 아직 있었다. 처방에서 망초(芒硝)를 거(去)하고 대황(大黃)을 6g으로 감량하고 감초(甘草) 6g과 황기(黃芪) 6g을 가미하고 전해질음료를 자주 마시도록 했다.
- 2012년 6월 7일 : 6월 4일 저녁부터 안면의 부종이 발생했으나 전해질음료를 마시면서 천천히 개선되고 있었으며, 대변은 조금씩 정상적인 양상으로 나오고 있었다. 처방에서 대황(大黃)을 거(去)했다.

후기 및 고찰

환자의 증상은 그 후 완전하게 소실되었으나 2012년 8월 13일 갑자기 우측 옆구리와 허리의 통증이 발생했으며 요로결석으로 진단되었다. 이에 오령산(五苓散)을 처방한 후 증상이 소실되었다.

환자의 증상은 장폐색을 의심할 수도 있었으나 방사선사진에서 장폐색이 특징적인 모습은 보이지 않았다. 이는 한의학의 숙시(宿屎)에 해당되며 도인승기탕(桃仁承氣湯 또는 桃核承氣湯)의 조문(條文)[2]에 부합된다.

숙시(宿屎)로 인해 급성적으로 장율동이 지연되고 장의 부분적인 염증, 유착이 진행될 경우, 또는 장폐색이 진행될 경우에 이 증례의 치료법을 응용할

2 太陽病脈證幷治88조: 太陽病不解, 熱結膀胱, 其人如狂, 血自下, 下者愈, 其外不解者, 尙未可攻, 當先解其外, 外解已, 但少腹急結者. 乃可攻之, 宜桃核承氣湯.

수 있다. 즉 급성기에는 강력하게 사하축어(瀉下逐瘀)하여 장내의 분변(糞便)을 배출하는데 그 과정은 배변출혈로 염증을 배출할 때까지 사하(瀉下)를 진행하며 복통이 거의 소실되는 시점에서 사하법(瀉下法)을 중단하고 원인질환에 따른 치료를 해야 된다. 치료 후의 조리에는 보중익기(補中益氣) 또는 지황탕(地黃湯)을 사용할 수 있다.

이 치료법은 방사선직장염의 급성기, 직장암의 급성 폐색기에도 응용할 수 있다.

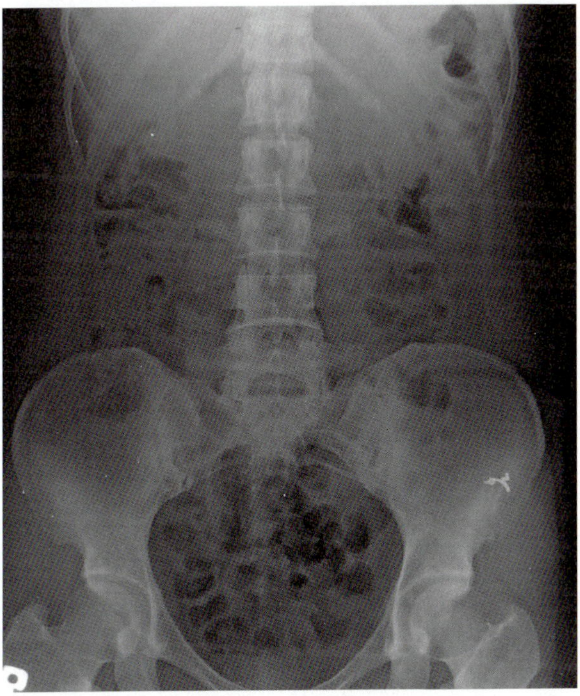

▲ 사진의 하복부에 상당한 량의 분변(糞便)들이 보이고 있으나 장폐색이라고 할 정도의 가스와 폐색부위 특유의 소견은 보이고 있지 않다. 하지만 시간이 더 경과한 후에는 장폐색이 보일 수도 있다.

14 급성 신우신염의 여자

30세, 여자
진료일: 2008년 6월 21일

환자는 수일 전 극도로 피곤한 후 하복통과 발열(39도)이 발생하여 내과에서 소변검사를 하니 다량의 혈뇨 및 백혈구가 검출되어 급성 신우신염으로 진단되어 주사 및 내복약물치료를 했으나 증상이 호전되지 않고 정상적인 생활을 할 수 없을 정도가 되어 한의원에 내원하였다.

증상분석

환자는 발열(39.5도), 하복통, 전신통, 보행시의 요통 및 우하복통 등의 증상과 함께 배뇨시 심한 삽통(澁痛)이 있었으며 맥(脈)은 부긴삽삭(浮緊澁數)하였다. 이에 전형적인 간담습열(肝膽濕熱)로 진단하고 용담사간탕(龍膽瀉肝湯[1])에 복령(茯苓) 15g을 가미했다.

치료경과

- 2008년 6월 23일: 발열은 약간 하강하였으나 전신의 통증과 배뇨통은 여전하여 동일한 처방을 사용했다.

1 醫方集解; 龍膽草, 黃芩, 梔子, 澤瀉, 木通, 車前子, 當歸, 生地黃, 柴胡, 甘草
이 증례에 사용된 용량: 龍膽草 9g, 黃芩 15g, 梔子 3g, 澤瀉 15g, 木通 3g, 車前子 3g, 當歸 3g, 生地黃 3g, 柴胡 5g, 甘草 5g

- 2008년 6월 26일: 발열, 전신통, 요통 및 우하복통, 배뇨통 등이 모두 소실되어 치료를 종료하였다.

후기 및 고찰

급성 신우신염은 일과성의 염증으로 발생하며 대부분이 대장균에 의한 염증이다. 일반적으로 항생제치료로 수일 내에 증상이 해소되지만 위의 환자의 경우처럼 전신적인 증상 및 방산통, 고열 등이 나타난 경우에는 대체로 입원을 통한 대량의 항생제치료가 진행된다. 지혈의 필요성이 있을 때는 모근(茅根), 측백엽(側柏葉)을 가하기도 하지만 급성의 염증일 경우에는 습열(濕熱)만 제거하면 비육안적 혈뇨는 해결된다. 하지만 이러한 염증의 제어가 적시에 시행되지 않거나 병세가 너무 급박하게 진행되면 신농양을 형성하기도 하는데 이때는 단순한 용담사간탕(龍膽瀉肝湯)은 치료효과가 불급(不及)하며, 황금(黃芩), 황연(黃連), 황백(黃柏), 용담초(龍膽草), 치자(梔子) 등의 대량의 고한(苦寒)약물과 함께 승기탕류(承氣湯類)의 배합으로 하초축혈(下焦蓄血)을 제거해야 한다. 침구치료는 발열이 있으면 삼양경(三陽經)의 합혈(合血)인 대추혈(大椎穴)을 사혈하고 삼음교(三陰交), 풍지(風池), 곡지(曲池) 등에 침구치료를 하고 신수(腎兪), 대장수(大腸兪) 등을 사혈하면 더욱 좋다. 이 증례에서는 신우신염을 소개했는데 임상에서 자주 만나게 되는 만성 재발성 방광염은 심신증의 배뇨근이상으로 인한 축뇨성(蓄尿性) 염증의 가능성을 배제할 수 없다. 그러므로 여성의 방광염 치료시에 가벼운 경우는 소간이기(疏肝利氣)의 방법으로 해결할 수 있지만 열성기(熱盛期)에는 간담습열(肝膽濕熱)을 철저하게 제어한 후 기타방법으로 선후(善後)해야 한다.

15

중년 남성의 통풍

48세, 남자
진료일: 2007년 3월 17일

환자는 아주 유쾌한 성격의 버스 운전사로 다른 것은 모두 문제가 없는데 10년 전에 발생한 통풍관절염으로 한두 달에 한 번씩 3일에서 일주일정도 일을 할 수가 없는 것이 큰 골칫거리라고 했다. 통풍을 고치기 위해 내과약도 상당기간 먹었으나 처음에는 약물에 반응이 있었으나 시간이 지날수록 통증이 잘 없어지지도 않고 요산수치도 잘 하강하지 않아서 약을 잘 먹지 않게 되었다. 그 후에는 증상이 있으면 내과약을 먹었다가 조금 가라앉으면 중단하곤 했으나 이번에는 1주일 이상 치료를 했는데도 통증이 개선되지 않고 점점 더 부어올라 한방치료를 위해 내원했다.

증상분석

환자의 오른쪽 발목은 퉁퉁 부어있었으며 정형외과에서 고정을 했으나 통증이 너무 심해서 고정을 풀어버렸으며, 보행이 힘들어 목발을 짚고 내원했다. 당시 uric acid는 9.83(정상치 7이하)로 상당히 높았으며 기타 혈압, 혈당 등은 모두 정상이었고 통풍의 가족력도 없었다.

이에 간담습열(肝膽濕熱)로 진단하고 황연해독탕가미방(黃連解毒湯加味

方)[1]을 처방하고 환처를 사혈한 후 합곡(合谷), 척택(尺澤), 삼음교(三陰交), 공손(公孫), 태백(太白)에 침구치료를 했다.

치료경과

- 2007년 4월 21일 : 오른쪽 발목의 부종과 통증이 소실되었다. 그러나 왼쪽의 발목도 비록 부종과 열감은 없었으나 약간 시큰거린다고 했다.
- 2007년 5월 18일 : 양쪽 발목의 통증이 모두 소실되었으나 uric acid는 8.5로 아직 요산수치는 하강하지 않아 요산수치가 정상화될 때까지 지속적으로 약물 및 침구치료를 하기로 했다.
- 2007년 6월 1일 : UA가 8.0으로 하강했다.
- 2007년 6월 16일 : UA가 5.4로 하강하여 복약을 중단하고 매운 음식, 짠 음식, 너무 비린 생선, 음주를 금하고 치료를 종료했다.
- 2007년 7월 31일 : 치료 종료 후에도 증상없이 잘 살고 있었으나 최근 과음을 한 후에 왼쪽 발목이 약간 시큰거려서 검진을 하니 UA가 4.1로 나오고 방사선검사에서 이상이 없다는 소식을 듣고 기분이 너무 좋아서 음주하고 귀가하면서 한의원에 들러 그동안의 상황을 전해 주었다.

후기 및 고찰

그 후 환자는 2010년 4월 필자가 한의원을 이전하기 전까지 재발하지 않았다.

통풍은 서양의학적으로는 핵산대사과정 중에 발생하는 퓨린의 최종산물인 뇨산이 신장으로 배설되지 못하고 혈액 중에 고농도로 존재하다가 여러 연조

---

1 黃芩 15g, 黃連 6g, 黃柏 6g, 梔子 3g, 蒼朮 6g, 茯笭 9g, 澤瀉 9g, 牛膝 9g, 續斷 9g, 龍膽草 9g, 甘草 5g; 活絡丹 2個(1日3回)

직에 침착되어 발생하는 질환으로 파악되고 있다.

한의학적으로는 비증(痺證), 역절(歷節)에 속하며 증상은 하나지만 발병의 기전은 여러 외인(外因), 내인(內因) 등이 복잡하게 관여하여 발병하게 된다. 초기에는 열증(熱症)이지만 장기간 만성화된 경우에는 한열호결(寒熱互結)의 양상을 보이게 된다. 그에 대한 자세한 치료법은 이후에 증례를 통해 소개하도록 하겠다.

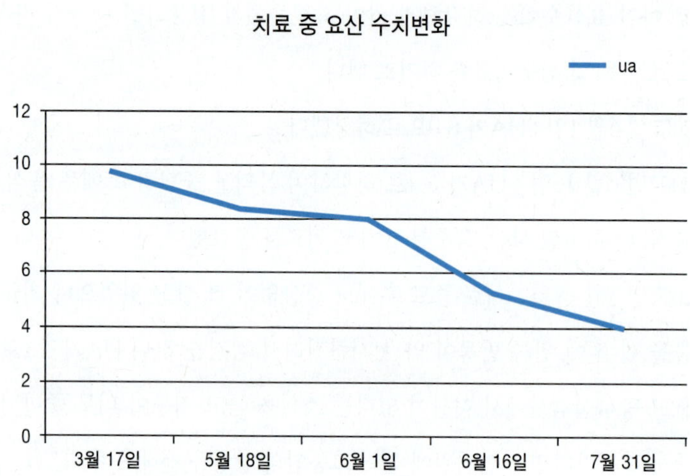

결어(結語)

Episode 1

얼마 전, 몇 년 만에 해외학회에 다녀왔다. 잠시 머리도 식히고 새로운 생각을 하기 위해 참석한 학회였는데 필자는 "뇌종양의 한양방결합치료"에 대한 글을 발표했다. 필자의 순서가 끝나고 다음 연자의 발표제목은 "악성 종양의 골전이"에 대한 강연이었다. 강연이 끝난 후 질문시간에 50은 족히 넘어 보이는 중국 XX중의과대학의 한 여교수가 연자에게 질문을 했다. 연자의 발표내용은 "골전이는 어열종독(瘀熱腫毒)"이었는데 그 여교수는 골자속신(骨者屬腎)의 전통이론에 따라 보신(補腎)해야 하는 것이 아니냐는 질문을 했다. 드라마는 클라이막스를 보여줬다. 바로 그 때 70도 훨씬 넘어 보이는, 키도 180을 넘고 외모도 도사처럼 생긴 대만의 중의사가 마구 소리를 지르기 시작했다. 그 사람의 중국어를 해석하면 이렇다. "모르면 가만히 듣고나 있지 왜 어린애 같은 질문을 해서 시간을 낭비하게 하느냐, 수준이 다른 사람한테 수준 낮은 질문이나 하지 말고 집에서 책이나 봐라. 당신 같은 사람이 중의사라니 창피하다…." 청중들은 모두 고개를 숙이고 있었다. 나도 고개 숙였다. 비록 예의에 많이 어긋나는 행동이긴 했지만 그 연세에 그런 생각을 하고 있는 사고의 유연성 및 지속적인 연구정신에 상당히 놀랐다. 매우 인상적인 학회였다.

후에 알게 되었는데, 많은 중의사들이 학회가 열릴 때 마다 그 도사님께 혼난다고 했다.

Episode2

2012년 어느 봄날의 이야기이다. 하루는 누군가의 소개로 학교 후배들이 찾아왔다. 그들은 풋풋한 본과 4학년의 학생들이었는데, 천천히 필자의 한의원과 임상적인 내용을 소개하고 여러 가지 질문들을 받으면서 즐거운 대화를 나눴다. 후배들의 생각을 듣고 있자니 아무런 생각 없이 학교에 다녔던 필자와는 상당히 달랐고 한의학에 대해 걱정하는 모습을 보니 또 대견하기도 했다. 그들의 고민은 개업을 해서 잘 될지, 주변에 힘들어하는 선배들이 많은데 자신은 어떻게 해야 할지, 한의학은 단지 TV에서처럼 음식얘기하는 학문인지, 임상의학적으로 진정 가치가 있는 학문인지 등등 여러 방면에 대한 내용으로, 조용히 진료하고 있는 필자에게 많은 고민들을 주고 갔다. 그들이 비록 임상경험은 없지만 속칭 돌직구를 내게 던지고 갔다. 임상의의 문제를 바로 보여줬다. 한국에는 동의보감이라는 걸작이 있지만 그 책은 그 당시의 교과서이다. 또한 교과서에는 원칙만 제시되는 것이며 현대 한방임상에서 중요한 내용인 치료에 따른 반응, 치료시 주의해야 할 점, 치료 종료 후의 처리, 재발시의 처리, 서양의학적인 치료의 내용, 서양의학적인 기기 및 수치 활용 등은 당연히 기재되어 있지 않다. 예를 들어 환자가 스테로이드, 면역억제제를 복용하고 있는데 한방치료를 시작하면서 갑자기 중단하게 되었을 때의 위험성, 항암치료 중 한방치료가 개입될 경우 무소선 면역력을 높이고자 보기보양(補氣補陽)을 지속할 때의 문제점, 종양환자가 각종 치료 후 이미 조혈억제가 발생했는데 체질이 양인(陽人)이므로 자음청열(滋陰淸熱)의 치료법을 고집할 때의 패악(悖惡) 등에 대한 내용은 찾아볼 수 없다. 이런 내용들을 자세하게 알고 있는 사람도 많지 않고 참고할 서적도 적다. 책이 있어도 임상적 해석도 쉽지 않다. 스스로 찾을 수 밖에 없다.

필자의 졸저를 끝까지 읽어주신 독자분들께 감사드린다. 이 책의 내용은 절대적인 것이 아니며 동일한 질환이라도 여러가지 치료법이 있으므로 이 책의 내용은 하나의 참고서에 불과하니 다른 유형의 치료법에 대해 많은 연구와 지도를 부탁드린다.

지난 3년 간 준비해 온 자료를 약 6개월 동안 교정해서 잡병한치 제2권을 준비했지만 탈고 후의 창피함은 1권을 쓸 때와 같다. 이미 3권을 준비하고 있지만 3권을 마칠 무렵에도 만족할 수 있을지는 모르겠다. 그래도 계속 가야할 것 같다.

찾아보기

ㄱ

가미귀비탕(加味歸脾湯) / 10
가미소요산(加味逍遙散) / 35, 134, 249
갈근금연탕(葛根芩連湯) /51, 65, 118, 125, 159, 250
갈근탕(葛根湯) / 7, 100, 103, 218
감맥대조탕(甘麥大棗湯) / 2, 4, 10, 11, 13, 20, 21, 35, 40, 42, 88, 180, 249
건령탕(建瓴湯) / 3, 7, 9, 10, 18, 21, 24, 29, 33, 35, 37, 39, 42, 147, 235
견비탕(蠲痺湯) / 243, 249
견정산(牽正散) / 51
계마각반탕(桂麻各半湯) / 84, 100, 103, 134, 154
계자황(鷄子黃) / 13
계지가용골모려탕(桂枝加龍骨牡蠣湯) / 5, 35, 46
계지가용모탕(桂枝加龍牡湯) / 5, 7, 13, 31, 40
계지탕(桂枝湯) / 101
공진단(拱辰丹) / 116
귀기건중탕(歸芪建中湯) 40, 48, 49, 51, 53, 243, 248, 249
귀비탕(歸脾湯) / 3
귀비탕류 / 31
길경탕(桔梗湯) / 42

ㄴ

노권상(勞倦傷) / 8
뇌부종 / 147
뇌압상승 / 147
뇌진탕후 증후군 / 39

ㄷ

단치소요산(丹梔逍遙散) / 10, 42
담궐두통(痰厥頭痛) / 218
담마진(蕁麻疹) / 84, 134
당귀보혈탕(當歸補血湯) / 37, 249
당귀보혈탕합사역탕(當歸補血湯合四逆湯) / 51
당귀사역가오수유생강탕(當歸四逆加吳茱萸生薑湯) / 99
당귀수산(當歸鬚散) / 57
당귀육황탕(當歸六黃湯) / 37, 123
당귀음자(當歸飮子) / 88, 97, 102
당귀음자가 / 87
대보음환(大補陰丸) / 43
대소건중탕(大小建中湯) / 35
대시호탕(大柴胡湯) / 100· 147
대장경한비(大腸經寒痺) / 53
대청룡탕(大青龍湯) 34, 51, 70, 103, 134, 181, 182
도담탕(導痰湯) / 147
도인승기탕(桃仁承氣湯) / 21, 25, 253, 254
도한(盜汗) / 37

도핵승기탕 / 202
도홍사물탕(桃紅四物湯) / 134, 163, 166, 170, 197
독삼탕(獨蔘湯) / 147

ㄹ

라섹 / 221

ㅁ

마행감석탕(麻杏甘石湯) / 178
마행의감탕(麻杏薏甘湯) / 72, 97, 153, 154
마황가출탕(麻黃加朮湯) / 147
마황부자세신탕(麻黃附子細辛湯) / 147, 178
마황탕(麻黃湯) / 178
만령단(萬靈丹) / 163, 166
매핵기(梅核氣) / 7
맥문동탕(麥門冬湯) 176, 178

ㅂ

반하백출천마탕(半夏白朮天麻湯) / 44, 56, 58
반하천마백출산(半夏天麻白朮散) / 7, 21, 35, 38, 60, 147, 152, 217, 218
반하후박탕(半夏厚朴湯) / 42, 233
방풍통성산(防風通聖散) / 7, 35, 42, 57, 77, 84, 93, 97, 100, 147, 154, 182
배농산(排膿散) / 93
백두옹탕(白頭翁湯) / 125, 159
백합고금탕(百合固金湯) / 178
백합병 / 7

백합지황탕(百合地黃湯) / 13
백호탕(白虎湯) / 100
보양환오탕(補陽還五湯) 21, 40, 49, 50, 51, 58, 67, 147
보중익기탕(補中益氣湯) 43, 49, 67, 97, 147, 159, 184, 194, 213, 214, 221
보화환(保和丸) / 3, 251
부인장조(婦人臟躁) / 2
부자이중탕(附子理中湯) / 100
분돈(奔豚) / 2, 7
분리수도(分利水道) / 251

ㅅ

사간마황탕(射干麻黃湯) / 178, 224, 225
사령산(四苓散) / 166
사물탕(四物湯) / 88, 154
사신환(四神丸) / 251
사심탕(瀉心湯) / 250, 251
사역탕(四逆湯) / 7, 35, 49, 67, 102, 152, 225, 243, 249
산조인탕(酸棗仁湯) / 3, 13
산후 휴지기 탈모 / 46
삼령백출산(蔘苓白朮散) / 7, 35, 152, 159, 218, 251
삼묘산(三妙散) / 245
상초화열(上焦火熱) / 42
생화탕(生化湯) / 209
선방활명음(仙方活命飮) 70, 76, 77, 91, 93, 96, 97, 111
성유탕(聖愈湯) / 116
소갈(消渴) / 235, 236
소건중탕(小建中湯) / 179, 180

소건중탕류 / 31
소반하가복령탕(小半夏加茯笭湯) / 7, 13, 31, 40, 127
소시호탕(小柴胡湯) / 13, 35, 41, 42, 63, 67, 88, 123, 133, 135, 140, 238
소양열(少陽熱) / 67, 133, 135, 139
소요산(逍遙散) / 88
소청룡탕(小青龍湯) / 178
소풍산(消風散) / 97, 100, 134
숙시(宿屎) / 254
슬안풍(膝眼風) / 245
승기탕(承氣湯) / 100
시령탕(柴苓湯) / 144, 166, 239
시호가용골모려탕(柴胡加龍骨牡蠣湯) / 10, 35
시호가용모탕(柴胡加龍牡湯) / 13, 31, 39
시호소간산(柴胡疏肝散) / 14
신기환(腎氣丸) / 7, 13, 35, 225
십미패독산(十味敗毒散) / 97
십전대보탕(十全大補湯) / 7, 13, 35, 43, 134, 159, 218, 249
십조탕(十棗湯) / 27

ㅇ

안구건조증 / 221
야간공포증 / 30
야경증 / 30
양단탕(陽旦湯) 80, 100, 103, 182
양명경한비(陽明經寒痺) / 48
양월(陽越) / 9
양혈윤부음(養血潤膚飮) / 134, 154

억간산(抑肝散) / 249
열다한소탕(熱多寒少湯) / 35, 147
오령산(五苓散) / 147, 156, 166, 186, 204, 206, 238, 243, 251, 252, 254
오미소독음(五味消毒飮) / 77
오미이공산(五味異功散) / 35
오수유탕(吳茱萸湯) / 7, 40
온경탕(溫經湯) / 13
온담탕(溫膽湯) / 13, 21, 35, 42, 60, 72, 88, 147, 178, 199, 217
온담탕류 / 31
온청음(溫淸飮) / 93, 123, 134
용담사간탕 / 77, 97, 133, 214, 256
우귀음(右歸飮) 5, 7, 13, 35, 145, 147, 219, 225
우울증 / 6
울증 / 7
웅황(雄黃) / 78
원융사물탕(元戎四物湯) / 57
월비(越婢) / 134
월비탕(越婢湯) / 84, 100, 103, 154
위기상역(胃氣上逆) / 233
위령탕(胃笭湯) / 134
위풍탕(胃風湯) / 251
유황(硫黃) / 78
육미지황탕 / 37
육미지황탕류 / 31
은교산(銀翹散) / 134
은교패독산(銀翹敗毒散) / 77, 118
은진내함(癮疹內陷) / 83, 116

음허도한(陰虛盜汗) / 36
이기거풍산(理氣祛風散) / 58
이석증 / 217
이중탕(理中湯) / 35, 251
인삼양영탕(人蔘養榮湯) 7, 35, 43
인삼탕(人蔘湯) / 152

ㅈ

자음강화탕(滋陰降火湯) / 35
장조증(臟躁症) / 7, 26
제하동기(臍下動氣) / 2
조열도한(潮熱盜汗) / 42
지골피음(地骨皮飮) / 37, 42, 73, 78, 82, 93, 118, 154
지백지황탕(知柏地黃湯) / 7, 9, 13, 35, 36, 37, 39, 123
지양합제(止痒合劑) / 134, 154
지출환(枳朮丸) / 251
진간식풍탕(鎭肝息風湯) / 35, 39, 147

ㅊ

척담탕(滌痰湯) / 72, 147
천궁다조산(川芎茶調散) / 7
천왕보심단(天王補心丹) / 13
청온패독음(清瘟敗毒飮) / 134
청인리격탕(清咽利膈湯) / 42
총명탕(聰明湯) / 13
축어탕(逐瘀湯) / 199

칠보미염단(七寶美髥丹) / 7

ㅌ

탁리소독음(托裏消毒飮) / 93
통도산(通道散) / 57
투농산(透膿散) / 97

ㅍ

팔미환(八味丸) / 100
패독산(敗毒散) / 51, 103
평위산(平胃散) / 152, 179, 180
폐위(肺痿) / 224
피부건조증 / 102

ㅎ

하천마백출산(半夏天麻白朮散) / 40
하초축혈(下焦蓄血) / 25
한비(寒痺) / 55, 248
한비(寒秘) / 26
한어(寒瘀) / 58, 248
한응(寒凝) / 55
향사육군자탕(香砂六君子湯) 35, 37, 152
허양부월(虛陽浮越) / 5
현훈 / 217
혈고방(血枯方) / 91, 102
혈고부양(血枯膚痒) / 102

환통(幻痛) / 223

활락단(活絡丹) / 243, 245

황기건중탕(黃芪建中湯) / 243

황연아교탕(黃連阿膠湯) / 3, 13

황연온담탕(黃連溫膽湯) / 3

황연해독탕 35, 104, 120, 222, 242, 258

황연해독탕(黃連解毒湯) 7, 35, 42, 77, 97, 104, 118, 120, 123, 128, 159, 166, 222, 242, 258

흉륵만창(胸肋滿脹) / 238